もの人生を
左右する食べ物

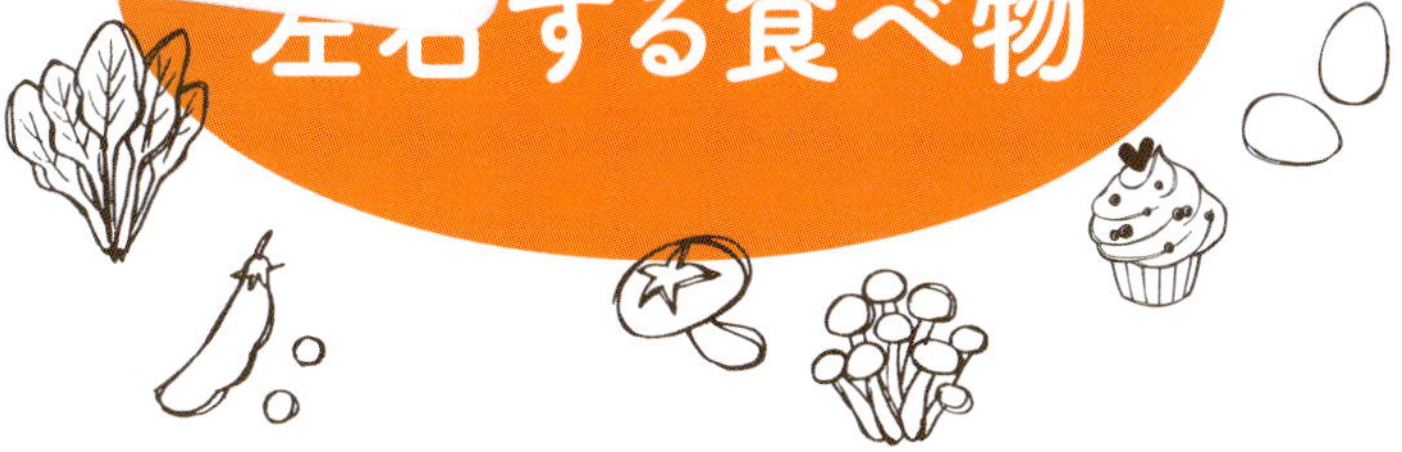

脳にいい食べ物の例

●脳を柔らかくする必須脂肪酸オメガ３（α《アルファ》－リノレン酸、EPA、DHA）を積極的に摂取させましょう。

オメガ3が豊富に含まれている食べ物の例

イワシ、サンマ、サバ、アジ、ホウレンソウ

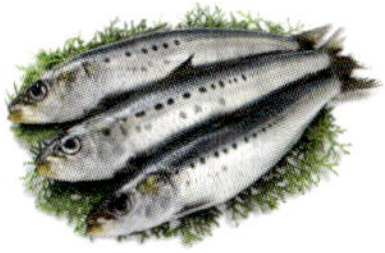

イワシ

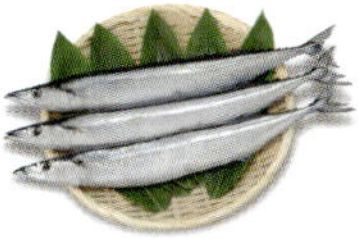

サンマ

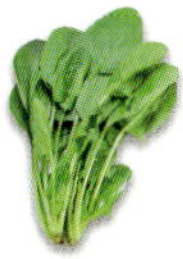

ホウレンソウ

●脳の神経細胞をつくるリン脂質が、子どもの知能を格段に高めます。

リン脂質が豊富に含まれている食べ物の例

魚介類、鶏卵、モツ、ダイズ

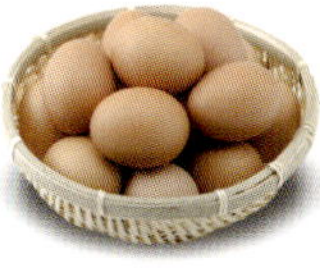

鶏卵

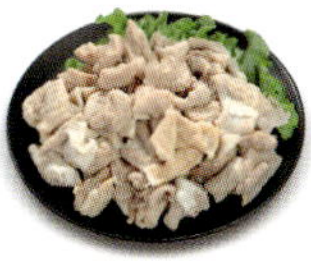

モツ

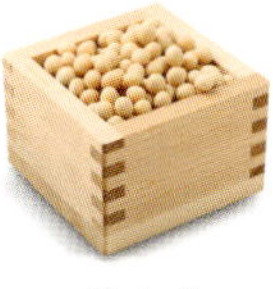

ダイズ

●脳とからだのもとになるタンパク質を十分に与えましょう。タンパク質を分解してできるアミノ酸の一部は、脳内伝達物質にモデルチェンジされます。

良質なタンパク質が多く含まれている食べ物の例

肉類、トウモロコシ、豆腐、納豆

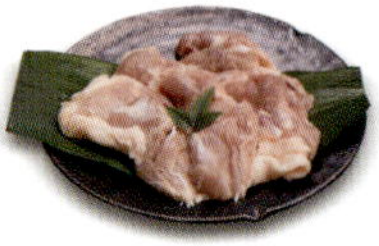
肉類

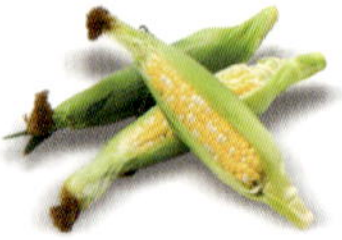
トウモロコシ

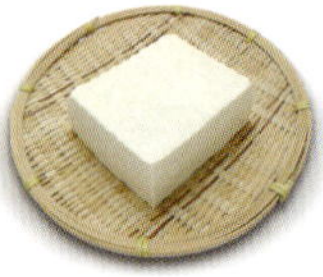
豆腐

●血糖値をゆっくりと上昇させることで昼までエネルギーを保つことができ、子どもの心をおだやかにする「スローカーボ」を朝食に摂りましょう。

スローカーボの食べ物の例

キノコ類、海藻類、ダイズ、エンドウ、全粒粉ライ麦パン、りんご、オレンジ

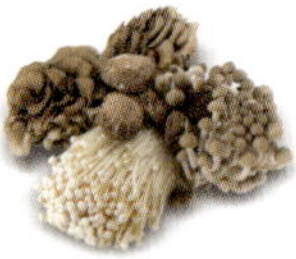
キノコ類

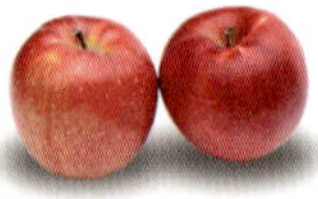
りんご

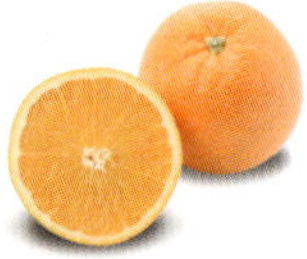
オレンジ

脳に悪い食べ物の例

●子どものIQを上げるためにまず第一にすべきことは、血糖値を急速に上げるクイックカーボを子どもから遠ざけることです。

クイックカーボの食べ物の例

白パン、菓子パン、ケーキ
シュークリーム、アイスクリーム、チョコレート

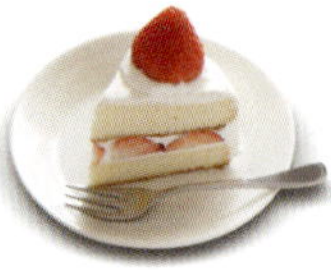
ケーキ

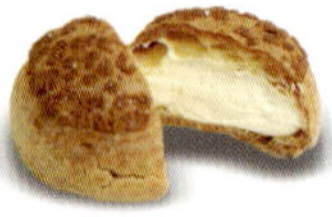
シュークリーム

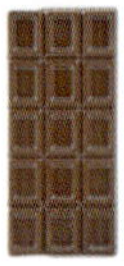
チョコレート

子どもの脳は食べ物で変わる

薬・ワクチンも解説

脳教育学者
生田 哲

PHP

まえがき

親たちは、わが子が元気に育ち、社会で活躍する大人になることを望んでいます。子どもを保育園や幼稚園に通わせ、学校に行くようになったら、学習や課外活動のための環境を整えます。子育てに時間、お金、労力を惜しまない親たちですが、何か肝心なことを忘れてはいないでしょうか?

それは、学び、考え、判断し、想像し、喜怒哀楽を感じ、人間関係を築くといった子どもたちのすべての活動は、脳の働きによって生じたものであるという事実です。

頭のよさである知能は、もって生まれた性質であって決して変わるものではないという主張がありますが、最近の研究で、この考えは誤りであることが明らかになりました。

脳の性能は、脳内の神経細胞とそのつながりであるシナプスで決まります。神経細胞の総数は1000億個もあり、シナプスの総数は100兆個にも達します。

しかし、ヒト遺伝子の総数は約2万個しかありません。仮にヒトのもつすべての遺伝子が脳の発生と成長にかかわるとしても、遺伝子がシナプスまで具体的に指定するには、遺伝子の数が桁違いに不足しているのです。

だから、赤ちゃんは、はなはだ未完成な脳のまま生まれてきますが、その後、栄養を摂取し、学習による刺激を受けて完成に向かうのです。脳は子どもたちが口にした食べ物でできていますから、脳の性能を決める最大の要因は食べ物です。加えて、脳は子どもたちの摂取する薬、ワクチン、有害物質の影響も受けざるをえません。しかも、子どもの脳は大人よりも柔らかく、変わりやすいのです。子どもの脳に何を入れるかによって、彼らの脳の性能は良きにつけ悪しきにつけ、大きく変わります。

スウオンジー大学のデービッド・ベントン教授のグループは、マルチビタミンとマルチミネラルを与えることによって、子どものＩＱが９ポイントも上昇したことを報告しました。

また、オハイオ州の市民法廷で主任保護観察官を務めたバーバラ・リード博士は、食事の改善によって非行の子どもたちを89パーセントという高い成功率で立ち直らせました。子どもが好む加工食品やジャンクフードが、彼らの脳に悪影響を与え、非行を引き起こしていたのです。

子どもの人生を決める最大の要因は、栄養素です。加えて、子どもが服用する薬、注射するワクチンもまた脳に大きな影響を与えます。これまで子どもの教育について多くの提案がなされ、さまざまな角度から議論されてきましたが、脳の栄養素、薬、ワクチンという視点からは、ほとんど論じられることはありませんでした。

以上のように本書では、子どもの脳をつくり、育て、快適運転するのに欠かせない食べ物を「脳の栄養学」、子どもの服用する薬、子どもに接種を勧められているワクチンを「脳の毒性学」の視点から解説します。

まず、第1章では、頭の良しあしは、遺伝子で決まるのではなく、腸内細菌など体内の微生物の影響のほうが大きいこと、子どもが食べる毎日の食事によって大きく変わることを述べます。

つぎに第2章では、子どもの脳を健やかに育てる食べ物を紹介します。子どもの知能を高める食べ物、子どもを落ち着かせ、熟睡させるミネラル、ADHDなどの発達障害を防ぐ食べ物も紹介します。

第3章では、子どもの脳を悪くする食べ物を紹介します。砂糖、トランス脂肪酸、食品添加物を多く含んだ食品の摂取が脳に悪影響を与えますが、健康によいと思われている養殖サーモンには大量の有害物質が含まれていることも解説します。

第4章では、脳が発達途上にある子どもに薬を飲ませることの問題点を明らかにします。たとえば、発熱した子どもに解熱薬を飲ませてよいのでしょうか、カゼをひいた子どもに感冒薬《かんぼうやく》や抗生物質を飲ませてよいのでしょうか。子どもの気分が低下した、子どもに落ち着きがない、というので、抗うつ薬やＡＤＨＤの薬を服用させていいのでしょうか。

第5章では、子どもにワクチンを注射することのメリットとデメリットを解説します。ワクチン接種は医療行為であり、リスクをともないます。それぞれのワクチンのメリットとデメリットを検証していきます。

「這《は》えば立て立てば歩めの親心」といいますが、どの親もわが子の成長を心待ちにしています。塾や習い事に通わせたり、家庭教師をつけるのも親心のあらわれでしょう。しかし、その前にやるべきは、あなたの子どもの脳を最適な栄養状態にして快適運転させることです。しかも、そのための努力は今日から実践できます。

この本を企画し、多くのアドバイスをくださったPHP研究所第四制作部、人生教養課の西村健氏に深く感謝いたします。

２０１９年2月　生田《いくた》　哲《さとし》

親御さんにお伝えしたいこと：食品添加物や砂糖まみれの加工食品ではなく、ホンモノの食べ物を子どもに食べさせましょう。

子どもの脳は食べ物で変わる　目次

第1章　子どもの脳は遺伝ではなく食べ物で決まる

第2章　子どもの脳にいい食べ物

第3章 子どもの脳に悪い食べ物

第4章 子どもに薬を飲ませても問題ないのか

第5章 子どもにワクチンを注射しても大丈夫か？

第1章

子どもの脳は遺伝ではなく食べ物で決まる

人生を左右する脳の働き

親はわが子が健やかに成長することを願い、子どものために全力を尽くします。親はわが子の幸福を望みます。人生では幸運に恵まれることもありますが、不運に遭遇することもあります。むしろ幸運はまれなことで、不運が多いようにも思えます。

不運や逆境は人生につきもので、避けることはできません。だから親は、わが子が不都合や逆境に対処する術《すべ》を身につけるように願います。七転び八起きといいますが、その原動力は**知性**です。この知性を子どもが獲得できれば、実り多い人生を送るための助けになるでしょう。世の親たちは、そんなことを切に願っているのではないでしょうか。

私たち親は、生まれてきた赤ちゃんにいろいろなことを教えます。文字通り、手取り足取り、食べ方、歩き方、話し方など、すべてにおいて。子どもが小学校にあがれば、一生懸命に学ぶようにいいます。私たちは心の底から、子どもたちが身体的にも、精神的にも感情的にも成長することを願います。

私たちは子育てに時間、お金、労力を惜しみません。

赤ちゃんがヨチヨチ歩きし、話し始める。保育園や幼稚園に行き、集団生活を学ぶ。小学校では、国語や算数を学ぶ。やがてティーンエイジャーになり、思春期を迎え、感情の起伏が激しくなり、それにつれて人間関係も不安定になる。**まえがきでも述べましたが、これらすべての活動は、彼らの脳の働きによって生じたという事実はきわめて重要です。**

もうひとつの事実も重要です。

それは、子どもたちの脳がどれだけ働くか、どれだけ考える能力を持つかは、どんな栄養素を取り込んできたか、すなわち、子どもがどんな種類の食べ物をどれだけ食べてきたか、あるいは、どんな有害な物質を体内に取り込んできたか、によって大きく左右されるということです。

頭の働きや、考える力というと、遺伝で決まっていると思いやすいのですが、科学的根拠のない考えです。大きな誤りといってもいいでしょう。詳しくは後述しますが、ヒトゲノム計画で明らかになったことは、ヒトの病気の発症に関して遺伝子の影響は10パーセントしかないということです。(1) 残りの90パーセントは、環境因子、とりわけ食べ物なのです。考える頭脳を生み出すものは、食べ物なのです。

では、どんな食べ物を子どもに食べさせれば、考える頭脳に育つのでしょうか？ そしてどんな食べ物を食べれば、考えることのできない脳となるのでしょうか？

怒りのコントロールができない子どもが増えている

学校で暴力を振るう子どもたちが大勢います。小中高の子どもたちによる暴力行為は、文科省の調査によると、2017年度で学校の内外で年間約6万3000件に上りました。「キレる」子どもに共通するのは、怒りをコントロールすること、自分の気持ちを言葉で表現すること、他人とのコミュニケーションが苦手なことです。そこで、これらの弱点を補強する訓練が提唱されています。

コミュニケーション能力は、人間関係を築く土台です。なぜ、この能力がこうも弱くなったのでしょう。多くの教師は、子どもの周囲の人間関係が変化したことを指摘します。すなわち、最近の子どもは、兄弟、おじいちゃん、おばあちゃん、近所の子どもたち、地域の人々と接する機会が著しく減少しており、他者との関係の築き方を習得しないまま、学校に入ったためだといいます。

それから、子どもたちの集中力の欠如も指摘されます。語学、芸術、スポーツ、どの分野でもそうなのでしょうが、これらの技術を習得するには、集中した学習や練習を数えきれないほど、くり返さねばなりません。

同じことが学校教育にもいえます。子どもが学校で一定の時間、イスに座り、教師の言葉に真剣に耳を傾け、勉強に励むのにも集中力が欠かせません。

しかし、落ち着きがなく、授業に集中できない子どもが増えているのです。このような子どもは、授業中に隣に話しかけたり、立ったり座ったり、教室から出たり入ったりして授業を妨げます。

怒りのコントロール、自分の気持ちを言葉にする表現力、コミュニケーション、集中力は、社会で活躍するのに欠かせない能力です。そして、これらの能力の土台となるのが、「脳」です。

子どもたちは、ヒトという動物の子どもたちです。**第一に重要なのは、子どもたちに**

最適な脳の栄養素を提供することである、と筆者は考えます。

では、食事を改善すると、子どもたちの知能や行動はどれほど変わるのでしょうか？まず、食事がもたらす子どもたちの知能への影響を見ていきましょう。

サプリメントで子どものＩＱが９ポイントも上昇

かつて中学校の校長をしていたイギリスのグイリン・ロバーツ氏は、栄養素の重要性を認識し、栄養療法を研究するようになりました。そしてロバーツ氏はスウオンジー大学のデービッド・ベントン教授と協力し、子どもの知能へのサプリメントの効果を調べる治験を行いました。

この治験は、教師側も子どもたちも、だれが偽薬《ぎやく》を摂っているのかを知らされていない二重盲検《にじゅうもうけん》と、被験者をサプリメントと偽薬を摂取するグループに「無作為」に分けるランダム化という条件のもとで行われました。

まず、12〜13歳の子ども90人に３日間にわたって食事日記をつけてもらい、彼らの食

図表１－１　イギリスの子どものIQへのビタミンとミネラルの効果

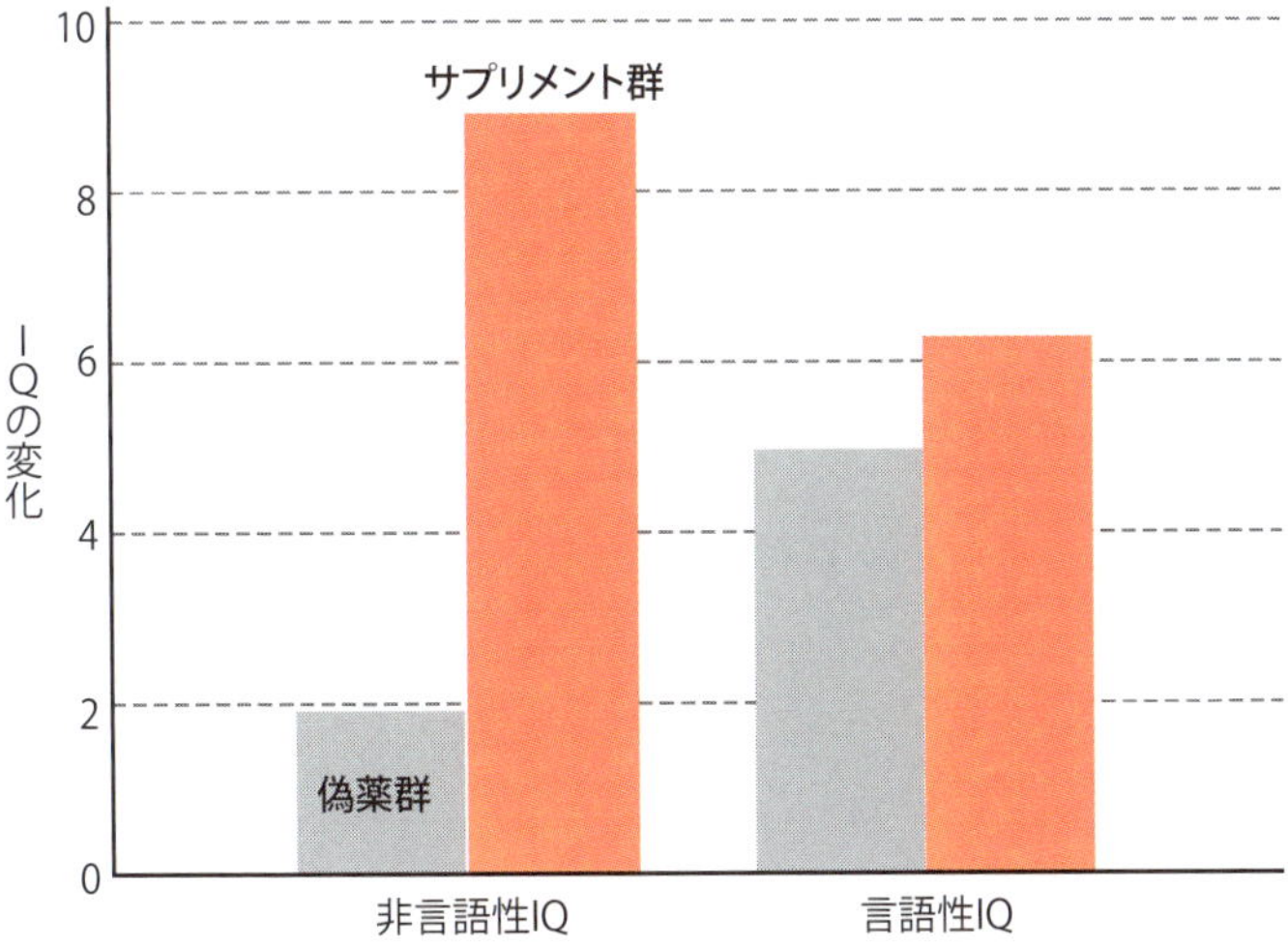

出典：D.Benton and G.Roberts Lancet vol.1 140-143（1988）

べた物からビタミンとミネラルの摂取量を計算しました。ほとんどの子どもは１日の必要量を満たしているか、過剰でしたが、なかには不足している子どももいました。

90人の子どもを30人ずつ、無作為に、３つのグループに分けました。１つめのグループは大量のマルチビタミンとマルチミネラルのサプリメントを、２つめのグループには偽薬を摂取してもらい、３つめのグループにはサプリメントも偽薬も与えません。

そして８ヶ月後に、子どものＩＱを測定しました。その結果、言語性

IQ（言語を使用して検査する）においては、グループ間の差は見られなかったのですが、非言語性IQ（図形や絵を用いて検査する）においては、サプリメントグループだけがスコアを9ポイントも伸ばしました[2]（図表1-1）。

こうしてサプリメントを摂取すると子どものIQが大幅に高まることが確認されたのです。1988年、ロバーツ氏とベントン教授はこの結果を発表しました[3]。

論文の内容がショッキングなことに加え、「ランセット」という超一流医学誌に発表されたものですから、イギリス、オランダ、アメリカなどの教育界は騒然となりました。論文の真偽を確かめようと、多くの著名な研究者が似かよった条件のもとで追実験を行い、10以上の論文が発表されました。カリフォルニア州立大学のステファン・ショエンスラー教授、心理学者のハンス・アイゼンク博士、ライナス・ポーリング博士といった世界的に名の通った研究者も、相次いで追実験に参加しました。

これらの実験をまとめてみましょう。総計615人の子どもたちに、ほぼ1日摂取所要量にしたがって、マルチビタミンやマルチミネラルを与えました。その結果、IQの上昇は平均4・5ポイントでした。

1日摂取所要量ではIQ上昇の効果はいまいちのようです。これは、ベントン&ロバーツ論文におけるマルチビタミンやマルチミネラル摂取量より少ないからと推察できます。追実験なら、ベントン&ロバーツ論文とまったく同じ摂取量（同一条件）にするのがいいのですが、研究者はそのような実験をしません。まったく同じ摂取量で実験しても論文にならないからです。重要なのは、それでも、子どものIQが高まることが証明されたことです。

また、イギリスにあるアバディーン大学のローレンス・ワーレー教授は、サプリメントを摂取する人は、摂取しない人にくらべ、11歳のときのIQは4ポイント、64歳のときのIQは6ポイント高いことを発表しました。(4)

これは、サプリメントが子どもの脳を発達させるという好結果が長続きし、その後の人生においても維持されることを示しています。

次に、子どもたちの行動への影響を見ていきましょう。

食事の改善で、非行からの更生率89パーセント

少年・少女たちの行動は栄養によって劇的に変わります。ヒトの行動を食事と栄養療法によって改善する研究のパイオニアが、アメリカのバーバラ・リード博士です。彼女は、1963年から1982年までの20年間にわたり、オハイオ州の市民法廷で主任保護観察官を務めました。

この間、彼女は食事と少年・少女たちの行動の関係を注意深く研究し、「食事を改善すると少年・少女たちの行動、態度、性格、自己肯定感が改善する」ことを幾度となく証明しました(5)。食事とヒトの行動の関係は、彼女の研究によって明らかになったのです。リード博士の代表的な著作のひとつ"Food & Behavior"は名著ですが、未邦訳なのが残念です。

非行に走った少年・少女たちを変えるのは容易なことではありません。教育、法律、警察、政治に関わる多くの人々がカネと時間をかけ、全力で取り組んでさえ、なお難しいのが現状です。しかし、彼女はそれをやってのけたのです。

彼女はどんな手段を用いたのでしょう。それは、食事を正すことでした。彼女は少年・少女たちの行動を綿密に、しかも注意深く継続して調査しました。すなわち、自らが食事指導した少年・少女たちの行動を法廷の記録だけでなく、ＦＢＩ（米連邦捜査局）の記録も併用して追跡調査したのです。

５年間の追跡調査で明らかになったことは、彼女による食事指導を受けた少年・少女たちの89パーセントは問題を起こしていないという事実でした。通常、非行からの更生率は15～30パーセントですから、89パーセントの更生率は画期的です。栄養療法は少年・少女たちの更生に非常に効果的なのです。

この話は、１９７７年６月２日のウオール・ストリート・ジャーナル紙の第１面に掲載された記事で紹介されました。そして同年同月、彼女は「人間の健康のための上院委員会（アメリカの国会）」でも栄養と行動の関係を証言したのです。

きっかけは自らの体験

どんなきっかけで、リード博士は栄養と行動に興味を抱くようになったのでしょう？

1962年、彼女は、オハイオ州アクロン市の保護観察官に就任しました。でも、そのころの彼女の体調は、医者が診断に困るほどひどかったのです。

重度の疲労とやる気のなさ。1日に何時間寝ても、目覚めた時には疲労感でいっぱい。手には関節炎、背中には炎症。激しい貧血のため、輸血が必要でした。冬になると毎年、3度もノドがはれました。

さらに、気分の浮き沈みが激しいだけでなく、うつ、疲労、頭痛にも苦しんでいました。彼女を診察した医者は、てんかんと診断しました。

そして33歳のとき、彼女は婦人科医から、なんと閉経の初期段階にあると告げられました。ショックを受けた彼女は、栄養や健康に関する雑誌や書籍を調べ、栄養療法の啓蒙者ゲイロード・ハウザーの著作"Look Younger, Live Longer"(1950)を手に取りました。

ハウザーは、シワからくる病にいたる幅広いからだの症状に、ただひとつのアドバイスをしました。それは、**「死んだ食べ物の摂取をやめよう!」**というもの。ハウザーのいう**「死んだ食べ物」**とは、**精製された食べ物、加工食品、白砂糖、白い小麦粉、コーヒー、チョコレート**です。そして彼の勧める食事(これを**「生きた食べ物」**と呼ぶ)は、

新鮮な野菜・果物、全粒粉のパン・シリアル、小麦胚芽、ハーブティ、水です。

それまでの彼女は、白パン、キャンディ、菓子類に目がありませんでした。さらに1日にコーヒーを10～12杯も飲んでいました。彼女は決意し、ハウザーのアドバイスに忠実にしたがいました。すると、３ヶ月以内に結果が出ました。

それまで彼女を苦しめていたすべての症状が消えました。それ以後、彼女は40年以上も病気とは無縁の生活を送っています。例外はただ1度あるといいます。１９６９年にインフルエンザワクチンを接種した後にインフルエンザにかかったのです。

食事によって非行から立ち直った例

リード博士が食事指導して、非行から脱却した例を紹介しましょう(5)。

窃盗の罪で、19歳の少女が保護観察になりました。彼女は、小学校2年生のころから学習障害があり、周囲の人々が彼女に援助の手を差し伸べていたのです。リード博士が少女の担当になり、クリニックで検査したところ、体内の鉛レベルが非常に高いことが判明しました。その上、彼女は甘いもの漬けの生活をしていたのです。

そこでキレーション療法（化学におけるキレート効果を用いて、鉛を解毒する方法）で鉛を取り除き、食事を正しました。すると5ヶ月以内に、彼女のＩＱは26ポイントも上昇しました。彼女はすっかり元気になり、人生で初めて職に就くことができました。通常の保護観察制度を採用したのでは、本当の問題を見つけることができなかったでしょう。

もうひとりは男性です。この男性は、銃で自分の家族とガールフレンドの家族を殺害すると脅したために逮捕されました。検査したところ、彼の体内にアルミニウムが顕著に蓄積していました。そこでアルミニウムを取り除き、食事を改善したところ、彼は好青年に変身したのです。

頭の良し悪しは遺伝子で決まらない

脳の働きである知能は、持って生まれた性質であって決して変わるものではないという主張があります。遺伝子がヒトの運命を決めるという、この主張の支持者は、昔は多かったのです。しかし最新の研究によって、この主張は誤りであることが明らかになりました。

ヒトのすべての遺伝子を解析すれば、病気の診断、治療、才能の予測、能力の予測ができるのでは、と期待され、１９９０年にヒトゲノム計画が開始されました。そしてヒトゲノム計画は２００３年に完了し、世界中で大ニュースになりました。

しかし、ヒトゲノム計画が終わって明らかとなったことは、遺伝子は驚くほど小さな役割しか果たさない、ということです。だったら、莫大なお金をかけて、いったい何だったんだ、と批判されそうですね。これが理由かどうかは知りませんが、ヒトゲノム計画の関係者は遺伝子の役割が小さいことがわかった、などと表だって口にしません。

じつは、あなたの遺伝子は病気の発生に10パーセントの役割しか果たしていないのです。①**残りの90パーセントは環境因子によって引き起こされます。**

環境因子とは何でしょうか？　食べ物、生活環境、ストレスなどです。そして、もうひとつ忘れてはならないのは、**あなたのからだには、１００兆個以上の細菌（バクテリア）とその10倍ものウイルスが棲《す》んでいるという事実です。**

要するに、人体は微生物の集まりということです。細菌の細胞数の合計は人体の細胞数の10倍。そしてウイルスの数はバクテリアの10倍です。これらの微生物は人体でさまざまな働きをしています。もし心とからだの健康を保ちたいのであれば、細菌などの微生物を適切なバランスで育んでいかねばならないのです。

さらに、最新の研究で明らかになったことは、**食事、ライフスタイル、化学物質の摂取によって、好むと好まざるとにかかわらず、あなたのマイクロバイオーム**（**腸内細菌を含む、ヒトに棲みつくすべての微生物のこと**）**は、急速に変化しうることです。**これは諸刃《もろは》の剣《つるぎ》でもあります。

加工食品、食品添加物、抗生物質、農薬などの現代生活の便利さが、腸内細菌（腸内フローラともいう）に非常に悪い影響を及ぼしています。一方で、あなたの食事は、あなたのマイクロバイオームを改善し最適化するのに最も容易で、最も効果的な方法でもあるのです。

「ホンモノの食べ物」と「ニセモノの食べ物」

同じ人でも食べ物を変えるだけで、脳の性能が変わり、行動も変わります。この真実をさらに明らかにしたのが、リード博士の研究です。私たちの脳、心臓、肺、骨、血液などは、私たちが、毎日、口にする食べ物が姿を変えたものなのです。だから、よい食べ物を食べれば、からだが健康になるだけでなく、頭も冴え、心も晴れやか、新しいアイディアも浮かんでくるでしょう。

よい食べ物は、**「ホンモノの食べ物」**と言い換えることができます。「ホンモノの食べ物」とは、**全粒穀物**、**野菜**、**マメ類**など、未精製の植物類や**果物**、**肉類**や**魚介類**などの全体食のことです。

全粒穀物とは、一部分を取り除いたり、精白などの処理をしていない、穀物そのものをいいます。

たとえば、玄米、玄米を発芽させた発芽玄米、ふすまを取っていない麦です。全粒穀物は、精白したものにくらべ、ビタミンB_1などのビタミンB群、鉄分や亜鉛などのミネラル、食物繊維が豊富です。ですから、全粒粉の小麦を使った食品、オートミールを食べるとよいのです。

なお、小麦粉は小麦の表皮と胚芽を除いた胚乳を粉にしたもので、全粒粉の小麦とは異なります。

また、全体食とは、小魚や小エビなどを1匹丸ごと食べる、昆布や海藻などを調理して食べる、つまり、一部ではなく全体を食べるということです。

逆に、悪い食べ物はハウザーのいう「死んだ食べ物」に相当し、「ニセモノの食べ物」と言い換えることができます。「ニセモノの食べ物」は精製された食べ物のことであり、具体的には、加工食品、冷凍食品、砂糖、白い小麦粉、コーヒー、チョコレート、ジャンクフードなどです。

ニセモノの食べ物は、精製の過程でビタミン、ミネラル、食物繊維などの栄養素が取り除かれています。ですから、ニセモノの食べ物をたくさん食べ続ければ、脳が本来の働きをしなくなるでしょう。それどころか、脳はまともに働かなくなり、人は不合理な行動をとってしまいます。子どもにホンモノの食べ物を食べさせましょう。それにはまず、親が身をもって実践することです。

食べものは口から入り、栄養素は小腸から入る

では、食べ物はどのようにして体内に取り込まれるのでしょうか？　口から体内に入るに決まっている、と思うかもしれません。じつはそう単純ではありません。食べ物は口から食道や胃などの消化管に入りますが、そのまま体内に入れません。食べ物はまず栄養素に分解され、**小腸**から体内に入るのです。栄養素の体内への入り口は口ではありません。小腸なのです。

もう少し詳しく説明します。人体の中央には1本の太くて長い管《くだ》が通っています（**図表1－2**）。この管を**消化器系**といいます。この管の入り口が口で、食道、胃、小腸、大腸、直腸、そして最後の肛門が出口となります。

食べ物は口の中の丈夫な歯で嚙まれ、もとの姿を失い、ドロドロの塊《かたまり》となります。これを消化物と呼ぶことにします。

消化物はノドから飲み込まれ、食道を通って胃に送られ、胃でもみくちゃにされます。胃でドロドロになった消化物は、胆汁や消化酵素《こうそ》が待ち受ける小腸に送られます。小腸の役割は、消化物を栄養素に分解（消化）し、体内に取り込む（吸収）ことです。消化・吸収の主役は小腸なのです。

では、小腸の働きを見ていきましょう。

図表1－2　栄養素を体内に取り入れる

からだの中心にあるこの太く長い管が、からだをつくる根幹だ

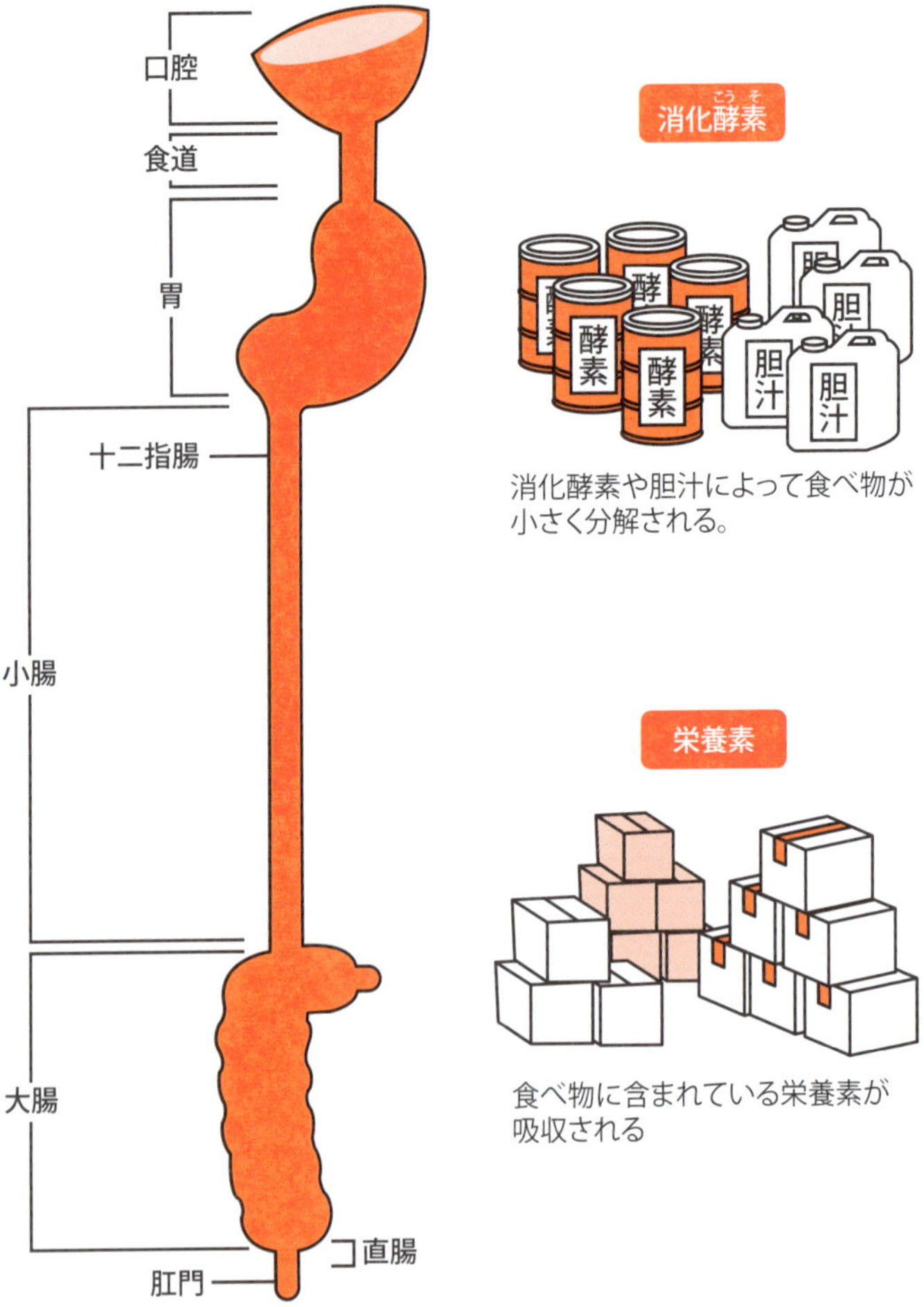

消化・吸収を担う小腸

小腸は、十二指腸、空腸、回腸の3つの部分からなります。十二指腸は、胃のすぐ下にあり、長さ約30センチです。十二指腸は栄養素を分解するおもな工場です。そして空腸と回腸は全長約6メートルで、栄養素を吸収します。

米やパンなどの糖質の場合、デンプンは十二指腸で消化酵素アミラーゼによって、マルトース（麦芽糖）や糖がいくつかつながったオリゴ糖に分解されます。オリゴ糖はヒトの消化酵素で分解されない糖質ですが、大腸で腸内細菌のエサになります。そして野菜や果物などの食物繊維は、大腸で腸内細菌によって酢酸、プロピオン酸、酪酸などの短鎖脂肪酸（49ページで解説）に分解されてから吸収されます。

また、砂糖（スクロース）、マルトース、ラクトース（乳糖）などの二糖類（後述の単糖類が2分子結合したもの）は酵素によってブドウ糖、フルクトース（果糖）などの単糖類（それ以上加水分解されない糖類）に分解されたのち、小腸粘膜から吸収されます。そして、日々の活動のエネルギー源になります。

肉や魚などのタンパク質は、すでに胃に届いた段階で分解が始まっています。胃液に含まれるペプシンという酵素が、大きなタンパク質をペプトンという小さなタンパク質に分解します。そしてペプトンは胃から十二指腸に送られ、トリプシンという酵素によって一気にアミノ酸に分解され、小腸粘膜から吸収されます。アミノ酸は筋肉や消化管、内臓、髪や皮膚のコラーゲンなど、重要な組織をつくるもとになります。

脂質の分解には、リパーゼという酵素が活躍します。十二指腸でリパーゼは、脂質を脂肪酸とグリセリンに分解します。こうしてできたグリセリン、そして脂肪酸は胆汁酸の助けを借りて小腸粘膜から吸収されます。そして、細胞膜の材料やエネルギー源などになっていきます。

医者が診断しづらいリーキーガット症候群とは？

消化物は、十二指腸で小さな分子の栄養素（ブドウ糖、アミノ酸、脂肪酸など）に分解され、小腸粘膜から吸収されて血液に入り、全身を回り、脳とからだの発育に使われます。ポイントは、栄養素が小腸粘膜から吸収されて血液に入ることです。

図表１－３　糖質、タンパク質、脂質の分解と吸収

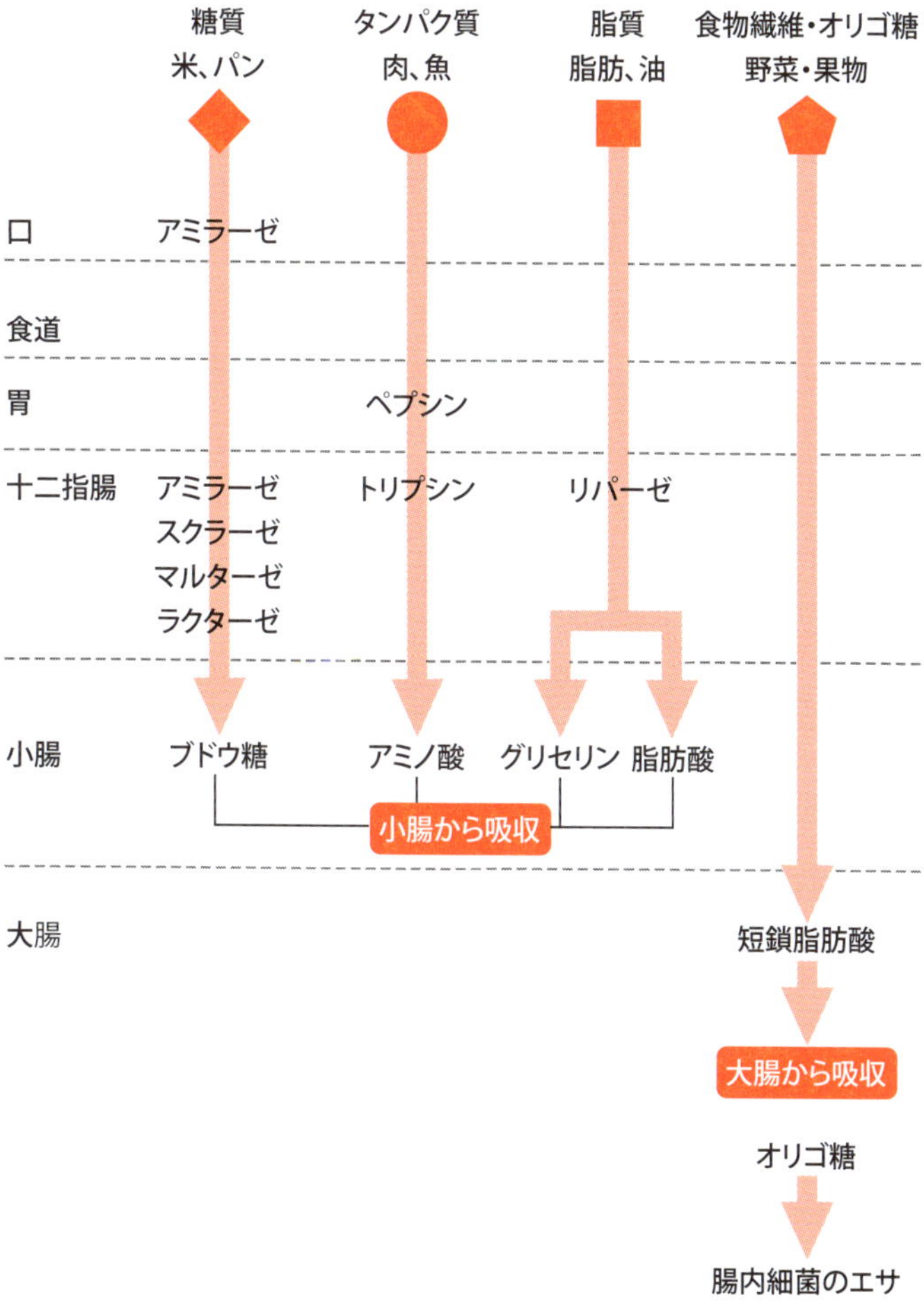

図表1－4　正常な小腸粘膜とリーキーガットの状態

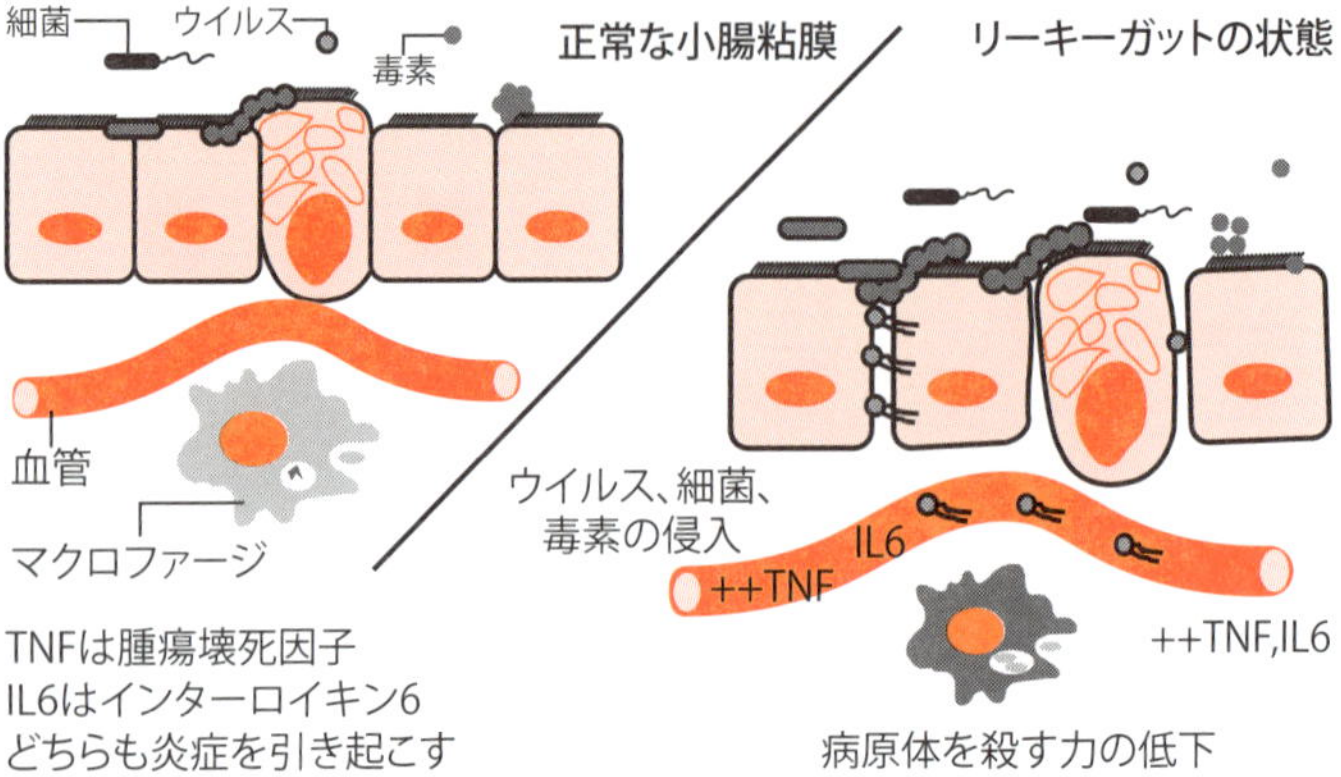

小腸には小さな穴があり、この穴から栄養素や水を取り入れますが、**タンパク質、多糖類、細菌、ウイルスなどの大きな分子を通過させません。**

もし、この穴が大きくなると、タンパク質、多糖類、毒素、細菌、ウイルス、未消化物などの大きな分子が通過します。これが**「リーキーガット（腸もれ）」**です。ある研究者は、日本人の6割がリーキーガットになっていると推測します**（図表1－4）**。

リーキーガットになると、異物（私たちのからだの成分とは異なる成分）が体内に侵入することになり、この異物を撃退するために免疫系が働き、アレルギーや、それより重症となるアナフィラキシーが引き起こされます。

これを「リーキーガット症候群」と呼びます。ぜんそく、花粉症、アトピー性皮膚炎などのアレルギー性疾患がこの10年ほどで急増しており、厚生労働省は国民の2人に1人が罹病《りびょう》していると推計しています。その原因がリーキーガット症候群である可能性が高いことを指摘しておきます。

リーキーガット症候群になると、さまざまな症状があらわれます。たとえば、発赤、腫れ、湿疹《しっしん》、痒《かゆ》み、下痢、便秘、腹痛、吐き気、嘔吐《おうと》、イライラ、不安、うつ、意欲の低下、集中力の低下、免疫力の低下、肌荒れなどです。

このような症状がわが子にあらわれたら、親は子どもを医者に連れて行くでしょう。医者は病名をつける「診断」が仕事です。こうしてあなたのお子さんは食物アレルギー、過敏性腸症候群、アトピー、うつ、自閉症、ＡＤＨＤ（注意欠陥多動性障害）、統合失調症などと診断され、それぞれの病名ごとに薬が処方されるでしょう。下痢には下痢止め、便秘には下剤、腹痛には痛み止め、吐き気には吐き気止め、うつには抗うつ薬、などです。

薬を飲めばこれらの症状を一時的に改善できますが、原因が取り除かれるわけではありません。薬が別のところに影響を及ぼすので、新しい症状があらわれます。この新しい症状を取り除くのに、別の薬を処方することになります。当然、薬の種類がどんどん増えていきます。薬を飲んで症状を軽くするのは、腐ったものにフタをして一時的に見えなくしているだけなのです。時間の経過とともに病気は深く進行し、慢性化するでしょう。

何がリーキーガットを引き起こすのか？

リーキーガットを引き起こす原因を調べるには、まず、小腸粘膜の特徴を知る必要があります。

古い細胞が抜け落ち、新しく誕生した細胞がそれと入れ代わることを新陳代謝《しんちんたいしゃ》といいます。小腸粘膜の細胞は2〜3日で入れ代わります。小腸では高速で新陳代謝が起こっているのです。

この高速新陳代謝を担うのが、**腸内細菌（腸内フローラ）**です。腸内細菌の数は100兆個、その種類は3万、重さは1500グラムにも達します。

このように腸内には膨大な数の細菌が棲んでいます。これを大まかに、「いい子」、

「悪い子」、「ふつうの子」の３つに分けてみます。

「いい子」は、ビフィズス菌やアシドフィルス菌といった乳酸菌、納豆菌などの「善玉菌」。「いい子」は腸内細菌全体の約３割です。「悪い子」は、ウェルシュ菌や病原性大腸菌のような「悪玉菌」。「悪い子」は腸内細菌全体の約１割です。

「ふつうの子」は、バクテロイデス、フェルミクテスなど、良くもないし、悪くもない「日和見菌《ひよりみきん》」。「ふつうの子」は腸内細菌全体の約６割です。

もし何らかの理由で腸内細菌の種類や数が減る、あるいは、このバランスが崩れるなら、小腸粘膜で古い細胞が抜け落ちたあとに入れ代わる新しい細胞の誕生が間に合いません。こうして、腸の穴が大きくなるリーキーガットが引き起こされるのです。

また、腸内で悪玉菌が増えて、悪玉菌のつくるアンモニアによって腸管にキズが生じ、リーキーガットを引き起こすこともあります。リーキーガットを引き起こす原因は、腸内細菌のバランスの崩れなのです。

何が腸内細菌のバランスを崩すのか？

腸内細菌のバランスを崩すのは、悪い食事と薬の摂取です。

悪い食事は「ニセモノの食べ物」を食べることです。すなわち、加工食品、食品添加物を多く含んだ冷凍食品、砂糖、小麦粉、コーヒー、チョコレート、ジャンクフードなどです。砂糖や精製デンプン（糖質）、加工食品をたくさん摂取すると、腸内細菌のバランスが崩れます。加工食品にはpH調整剤や乳化剤が大量に含まれ、細菌の増殖を抑えるため、日持ちがよく何日たっても腐りません。ですから、加工食品は腸内細菌を傷つけるのです。

糖質というと砂糖を思い浮かべるかもしれませんが、それだけではありません。炭水化物から食物繊維を取り除いた精製デンプンも糖質です。白米はほぼ純粋なデンプンの塊《かたまり》です。現代人はこうした精製デンプンを摂り過ぎています。白米ご飯、白パン、菓子パン、麺類、スイーツ、クッキーなど、どれも精製デンプンの塊です。それから、コーラやフルーツジュースには砂糖や果糖などの糖質が大量に含まれています。

コンビニで販売している、おにぎり、弁当などにはpH調整剤、着色料、化学調味料が大量に含まれています。コンビニのおにぎりは、「安くて、うまくて、便利」なのですが、添加物まみれなので、腸内細菌のバランスを崩す原因になります。

薬の摂取はどうでしょうか？　多くの人が頻繁に摂取し、しかも腸内環境を非常に悪化させるのが、細菌を殺す抗生物質です。

抗生物質は20世紀最大の発見と讃えられた薬です。これまで世界中で多くの人命を救ってきました。

確かに栄養状態も衛生環境もよくなかった時代に、抗生物質は感染症と戦うのに見事な働きをしました。しかし今は、栄養状態も衛生環境も格段に改善され、抗生物質をあまり使わなくていいはずです。しかし実際には安易に使い過ぎています。病院に行けば不要な抗生物質がじゃんじゃん処方されているのです。

抗生物質は細菌を殺す薬なので、腸内細菌を無差別に殺します。抗生物質を飲めば、腸内細菌のバランスが崩れます。こうして腸内環境が悪化し、腸管粘膜が傷つき、リーキーガットが発生するのです。

リーキーガットを修復するには？

リーキーガットを修復するには、腸内環境を改善すればよいといえます。それにはどうすればいいのでしょうか？　まず、腸内細菌に適したエサを提供しましょう。すべての腸内細菌の好物は**水溶性食物繊維**です。

悪玉菌でさえも水溶性食物繊維をエサにするときには異常な繁殖をしないし、それほどの悪さもしません。善玉菌は水溶性食物繊維をエサにし、ヒトに有用なビタミン、アミノ酸、短鎖脂肪酸を合成します。日和見菌はもちろん悪さをしません。

水溶性食物繊維の代表は、ペクチンという多糖類です。ペクチンは、**オートムギ（燕《えん》麦《ばく》）**、**ニンジン**、**果物（とくにリンゴ）**などに大量に含まれています。

発酵食品も腸内細菌を増やします。毎日、食べましょう。味噌《みそ》がオススメです。ダイズを発酵させて作った味噌には、乳酸菌、酵母菌、麹菌などの善玉菌が豊富です。

オリゴ糖は善玉菌の大好物です。オリゴ糖とは、ブドウ糖などの単糖類が数個（3〜5個）つながったものです。オリゴ糖は熱や酸に強く、胃酸や消化酵素で分解されない

図表１－５　リーキーガットを修復する栄養素

水溶性食物繊維	発酵食品
短鎖脂肪酸	オリゴ糖

ので、大腸に届きます。たとえば、オリゴ糖を豊富に含んだ食べ物を1週間食べると、ビフィズス菌が増えます。オリゴ糖が豊富な食材は、**ダイズ**、**ゴボウ**、**タマネギ**、**ハチミツ**です。

それから、大腸の粘膜を修復し、バリア機能を高めるのが、**短鎖脂肪酸**です。短鎖脂肪酸とは、酢酸、プロピオン酸、酪酸《らくさん》のことです。大腸で腸内細菌が食物繊維を分解し、短鎖脂肪酸をつくります。この短鎖脂肪酸は大腸から吸収されます。

第１章のまとめ

- ビタミンとミネラルを食事、サプリメントなどでしっかり摂取すると、ＩＱが高まります。
- 「死んだ食べ物」（加工食品、白砂糖、白い小麦粉などの精製された食べ物）をたくさん食べ続けると、脳は本来の働きをしなくなります。
- 鉛やアルミニウムの蓄積が、子どもの非行の原因になります。
- 頭の良しあしは遺伝子では決まりません。腸内細菌など、体内の微生物の影響のほうが大きいといえます。
- 腸の穴が大きくなってリーキーガット症候群になってしまうと、アレルギーが発生します。リーキーガットを修復するには、オートムギ、ニンジン、ダイズ、ゴボウなどを摂取して腸内環境を整えましょう。

第2章

子どもの脳にいい食べ物

子どもの脳はいつできるのでしょう？

子どもの脳ができるのは、赤ちゃんとして誕生したときではありません。脳のはじまりは、その290日も前にさかのぼるのです。

ヒトは1個の受精卵として始まり、その後、細胞分裂による増殖を続け、胎児となります。胎児は、母親が食べた食べ物が分解されてできた栄養素をへその緒を通して受け取って成長します。そして受精してから290日を経て、赤ちゃんとして誕生するのです。

ヒトの脳は極度なまでに進化し、脳の性能において他の動物を圧倒しています。ヒト脳の特徴のひとつは大きいことです。ヒト脳を他の動物脳と比べると、ヒト脳はからだの大きさに対して不釣り合いなほど大きいのです。

からだの大きさに対する脳の大きさは、体重に対する脳重の比率としてあらわせます。ネコを基準（1・0）とした時のヒトの脳重の比率は7・44、マウスは0・5、ウサギは0・4です。だから、ヒトの脳はネズミの15倍、ウサギの19倍も大きいのです。いかにヒト脳が他の動物脳に比べ、大きいかがわかります。(1)

とりわけヒトの胎児は、脳のからだに対する重量比率が異常なまでに大きい。たとえば、２ヶ月の胎児は、頭部が全身の半分を、５ヶ月の胎児では35パーセントを、そして新生児では25パーセントを占めています。

胎児における脳の成長は、きわめて重要です。じつに、子宮内で育ちつつある胎児は、母親から受け取る栄養素のおよそ半分を脳の成長に使っているのです。

赤ちゃんの脳は日を追うごとに大きくなります。赤ちゃんの脳重は、生まれたときはわずか３００グラムですが、１歳で５００グラム、３歳で８００グラム、５歳で１０００グラムと急速に増え、20歳になるころには最大１４００グラムに達します。

成人の脳内には１０００億個もの神経細胞が詰まっています。神経細胞はおもにタンパク質と脂質からできています。(2) そして脳が活動するためのエネルギーを提供するのが、糖質です。ヒトは、食べ物を栄養素に分解し、栄養素を使って脳をつくり、エネルギーをつくり、このエネルギーを使って脳を働かせ、からだを動かして生きているのです。

94ページで詳しく述べますが、糖質、タンパク質、脂質を脳とからだが使えるように変換するためには、**ビタミン**と**ミネラル**が欠かせません。

赤ちゃんや子どもの成長に必要な糖質、タンパク質、脂質、ビタミン、ミネラルといった栄養素は、すべて彼らが食べた食べ物からやってきます。では、どんな食べ物を子どもに食べさせれば、考える頭脳に育つのでしょうか？

脳は人体で最も脂っぽい臓器

ヒト脳は、水分を除けば50パーセントが脂質です。子どもの脳は毎日成長し大きくなっているので、成長に必要な脂質の量も多くなります。とりわけ欠かせないのが、**必須脂肪酸**です。

必須脂肪酸とは、体内で合成されないため、食物から摂取しなければならない脂肪酸のことです。

あなたの子どもは、必須脂肪酸を十分摂取しているでしょうか。以下の問いに「イエス」または「ノー」で答えてみましょう。

□イワシ、サンマ、サバなど青魚を食べるのは週1回以下

□種子やナッツ類を食べるのは週3回以下
□肉類や乳製品をあまり食べない
□ドライスキン（乾燥肌）や湿疹《しっしん》になりやすい
□フライドポテト、ポテトチップスなどの加工食品を週1回以上食べる
□目が痒いことが多い
□喉《のど》が渇きやすく、トイレに行くことが多い
□気分の変化が激しい
□記憶力が低下する、集中できない、注意が散漫になることがある
□自分を不器用だと思う
□あまり元気がない

もし「イエス」という答えが5つ以上あれば、あなたの子どもは必須脂肪酸を十分に摂取していない可能性が高い。必須脂肪酸を十分に摂れば、これらの症状は迅速に解決するかもしれません。

ここでいう必須脂肪酸は、**オメガ3（オメガ3脂肪酸）**と**オメガ6（オメガ6脂肪酸）**のことで、子どもをアレルギー、ぜんそく、湿疹、感染症から守る働きがあります。オメガ3の代表は、**EPA（エイコサペンタエン酸）**、**DHA（ドコサヘキサエン酸）**、**α《アルファ》-リノレン酸**です。リノール酸に代表されるオメガ6は、コーン油、ダイズ油、ベニバナ油、ヒマワリ油などの植物油に多く含まれます。

その上、必須脂肪酸には、子どもの脳を健やかに育てる働きもあります。だから、もし必須脂肪酸が不足すれば、うつ、多動、自閉症、疲労、記憶障害、誤った行動などを引き起こしやすくなります。

ある3歳の子どもは発話に問題がありました。病院で血液検査をしたところ、マグネシウム、セレン、亜鉛、必須脂肪酸がかなり不足していることが判明しました。そこで、魚油、マルチビタミン、マルチミネラルをサプリメントで飲ませたところ、数日で、この子は元気に話すようになりました。

このように、必須脂肪酸は子どもの脳の健やかな成長に欠かせません。子どものもつ本来の「知性」を磨くには、必須脂肪酸を質と量ともに十分に摂取しなければなりません。

飽和脂肪酸を摂りすぎると学習能力が低下する

昔から頭のいいことを、「頭が柔らかい」と表現してきました。これは単なる比喩ではありません。神経細胞の膜が柔らかいほど、脳の性能が高くなるからです。要は、頭の良し悪しは、摂取する脂質の種類と量によって変わるということです。飽和脂肪酸は硬く、不飽和脂肪酸は柔らかいのです。**飽和脂肪酸を多く摂れば、頭は硬くなり、不飽和脂肪酸を多く摂れば、頭は柔らかくなります。**

このことをラットを使って証明したのが、トロント大学のキャロル・グリーンウッド教授です。飽和脂肪酸のラードを大量に与えられたラットは、ダイズ油やヒマワリ油などの不飽和脂肪酸を与えられたラットにくらべ、迷路試験での成績が著しく劣りました(3)。しかも、ラットの学習能力は、飽和脂肪酸の量が増えれば増えるほど低下していきました。さらに衝撃的なことは、摂取総エネルギーの10パーセントを飽和脂肪酸で摂ったラットは、何ひとつ学習できなくなったのです。

柔らかい脂肪の代表が、必須脂肪酸である**オメガ3**と**オメガ6**です。考える頭脳に育てるには、オメガ3とオメガ6の両方が、子どもの食事に含まれていなければなりません。

オメガ3とオメガ6が子どもの知性を高める

たとえば、必須脂肪酸の不足した子どもは学習障害になりやすく、その一方、母乳で育てられた子どもは、フォーミュラ（粉ミルク）で育てられた子どもにくらべ、8歳の時に測定したIQが高い。母乳はフォーミュラにくらべ、必須脂肪酸が多く含まれるからと考えられます。子どもの知性は、オメガ3とオメガ6を摂ることで劇的に改善するのです。

赤ちゃんにDHAを与えると、知能にどんな影響が及ぶのでしょうか？　この問いに答えたのが、イギリスにあるダンディ大学のピーター・ウイラッツ博士で、1998年に「ランセット」に発表しました(4)。

誕生して間もない赤ちゃんの一方にDHAの豊富なフォーミュラを4ヶ月間、もう一方にふつうのフォーミュラを同期間与えました。そして生後10ヶ月になった時に、両者のIQを調べました。その結果、DHA豊富なフォーミュラを与えられた赤ちゃんのI

Qは、ふつうのフォーミュラを与えられた赤ちゃんにくらべ、顕著に高まっていました。

では、まだ赤ちゃんとして生まれる前に、すなわち、妊婦がオメガ3をサプリメントで摂取すると、赤ちゃんの脳にどんな影響があるのでしょうか？

オスロ大学のイングリッド・ヘランド教授は、母親が妊娠中にオメガ3をサプリメントで摂取した赤ちゃんは、オメガ3を摂取しなかった母親から生まれた赤ちゃんにくらべ、4歳の時点で測定したIQが高かったことを発表しました。(5) そして最近の研究で、この差は成人してからも続くことが確認されています。

必須脂肪酸は子どものころだけでなく、一生を通して重要のようです。子どもの脳の必須脂肪酸レベルを上げれば、脳にプラスになります。いつからでもいいのです。決して遅すぎるということはありません。

ADHDの子どもは、必須脂肪酸が不足している可能性がある

ADHDの子どもは学習障害になりがちですが、必須脂肪酸が不足していることも多

いようです。アメリカ・パデュー大学のジョン・バーガス教授が子どもたちの必須脂肪酸レベルを調べたところ、ADHDの子どもは、健常な子どもにくらべ、EPAとDHAといった必須脂肪酸レベルが低いことが確認されました。(6)そこで、ADHDの子どもにEPAとDHAをサプリメントで与えたところ、不安、多動、注意欠陥、行動障害などの症状が軽減しました。

ADHDの子どもがEPAとDHAを摂取すると、彼らの行動が改善するのでしょうか？　これについてオックスフォード大学のアレックス・リチャードソン教授が報告しました。(7)対象となったのは、学習障害になっている8歳から12歳のADHDの41人の子どもたちです。この子どもたちに必須脂肪酸をサプリメントで与え、対照群には偽薬を与えました。すると12週間以内に、必須脂肪酸群の成績と行動は偽薬群にくらべ、顕著に改善したのです。

別の研究でも同教授は、必須脂肪酸のサプリメントを3ヶ月間摂取させることによって、ADHDの子どもの読解力と行動が改善したことを報告しています。

EPAとDHAには子どもを落ち着かせ、ADHDを改善する効果があるようです。

EPAとDHAを子どもに積極的に摂取させましょう。EPAとDHAは、サバ、サンマ、イワシなどの青魚に多く含まれています。

オメガ3とオメガ6をどんな比率で摂ればいいのか？

柔らかい脂質である不飽和脂肪酸を積極的に摂ることで、子どもの頭がよくなることを述べました。柔らかい脂質の代表が、オメガ3とオメガ6です。ただし、オメガ3とオメガ6は脳とからだへの影響が正反対であることに注意すべきです。

オメガ6は体内で炎症を促進し、一方、オメガ3は炎症を抑えます。炎症とは、発熱、発赤、腫《は》れ、痛みの4つの症状を指します。炎症が体内で促進すれば、ぜんそく、アレルギー、湿疹などが起こります。これらは子どもにしばしば見られる炎症性の病気です。では炎症は起こらないほうがよいのか、というとそんなことはありません。炎症は、感染症にかかった時に免疫系が病原体をやっつけるために起こることです。そういうわけで、オメガ6は私たちが生きるのにどうしても必要なのです。そこで大事なのが、オメガ3とオメガ6の比率です。**望ましい比率は1：1です。**

現在、この比率は日本人で1（オメガ3）対4（オメガ6）、アメリカ人やイギリス人で1対20〜30となっています。アメリカ人やイギリス人はオメガ6がたいへん過剰で、オメガ3が少なすぎるという状態にあります。

今、アメリカやイギリスではアルツハイマー病が爆発的に増えていますが、その原因のひとつが、オメガ6の摂りすぎであると指摘されているのです。

リノール酸に代表されるオメガ6は、コーン油、ダイズ油、ベニバナ油、ヒマワリ油などの植物油に多く含まれます。ですから、これらの植物油の摂取をできるだけ減らすべきです。オメガ6を減らすためには、オメガ9のオリーブ油を使うのもよいでしょう。もちろん、最善の策は、オメガ6のライバルであり、炎症を抑えるオメガ3を積極的に摂ることです。オメガ3が豊富な食材については次節で述べます。

オメガ6の摂取をできるだけ減らし、オメガ3を積極的に摂るようにしましょう。**それから注意すべきは、精製された食べ物、加工食品、冷凍食品、砂糖、小麦粉、コーヒー、チョコレート、ジャンクフードなどの「ニセモノの食べ物」には、オメガ3がほとんどなく、オメガ6ばかりが含まれているということです。**

ニセモノの食べ物を食べるほど、炎症が起こり、アレルギーも増えるのです。

EPAやDHAを補給するには？

オメガ3の代表は、α－リノレン酸、EPA、DHAです。通常、子どもは1日300〜400ミリグラムのEPAやDHAを必要とします。しかし学習障害や心臓病などの問題を解決するには、この2〜3倍を摂る必要があるでしょう。

α－リノレン酸、EPA、DHAの三者は密接な関係にあります。大海原《おおうなばら》でも生体でも、酵素によってα－リノレン酸→EPA→DHAの順にモデルチェンジされるからです。大海原では、植物性プランクトンや海藻がα－リノレン酸をつくり、これを動物性プランクトンが食べてEPAにモデルチェンジします。そして小魚が動物性プランクトンを食べてEPAの一部をDHAにモデルチェンジします。この小魚を大魚が食べて、ますますDHAが豊富になるのです。

では、オメガ3はどんな食材に豊富なのでしょう。EPAやDHAは、**イワシ**、**サンマ**、**サバ**、**アジ**、**サケ**、**マグロ**などの青魚に多い。なお、マグロは水銀を多く含むため、妊婦は食べないほうがよいでしょう。そしてα－リノレン酸は、**ホウレンソウ**、**カ**

ラシナ、レタス、キャベツ、ハクサイ、ノザワナなど緑色の葉野菜、シソ油、アマニ油などに多く含まれています。

アマニ油の味はかなりクセがありますが、アマゾングリーンナッツにはそれがないことから、最近、利用され始めています。

さきほどは、α－リノレン酸→EPA→DHAの順に酵素によってモデルチェンジされると述べました。しかし、α－リノレン酸さえ摂っていれば、魚を食べなくていいとは考えないほうがよいでしょう。なぜでしょうか？　このモデルチェンジが生体の酵素によって行われることは確かなのですが、この効率があまりよくなくしかも、個人差が大きいからです。α－リノレン酸を摂ったからといって必ずしもDHAになるとは限りません。

α－リノレン酸の豊富なシソ油やアマニ油を大量に摂るのも解決策のひとつです。しかし、より確実なのは、EPAやDHAを含む青魚を積極的に食べることです。

胎児が成長する時期や授乳期の女性は、α－リノレン酸、EPA、DHAをたくさん摂ってください。WHO（世界保健機関）は、これらの油を乳幼児用のミルクに添加するように推奨しています。妊娠中や授乳期の女性にとりわけ大切なのが、脳を文字どおりつくるDHAです。じつに、水分を除けば、脳の10分の1はDHAなのです。

EPA、DHAを十分に摂るコツは、青魚を積極的に食べるのがいちばん。青魚を使った料理を週3回、食卓に並べましょう。

シソ油やアマニ油をサラダにかけて食べるのもオススメです。オメガ3を摂取できるだけでなく、オメガ6や飽和脂肪酸の摂取量を減らす効果もあるからです。アマニ油を摂取した鶏の生んだ卵にも、オメガ3が豊富に含まれています。考える頭脳に育てるために、青魚をたくさん食べてEPAやDHAを脳に補給するのがよいでしょう。

知能を格段に高める特別な脂質がある

ヒト脳は、水分を除けば50パーセントが脂質でできています。その脂質の中でも子どもの知能を格段に高めるのが、**リン脂質**です。

リン脂質とは、その名の通り、リン酸と脂質がつながってできたものです。**リン脂質**

が大事なのは、脳の神経細胞はもちろん、人体に存在するすべての細胞の膜をつくる主成分だからです。神経細胞の膜の表面についた受容体が伝達物質をキャッチすることで、情報が伝わるのです（図表２－１）。

脳内では情報が、神経細胞が長く伸びた軸索《じくさく》というケーブルの中を電気シグナルとして伝わります。リン脂質はケーブルである軸索を包むことで電気シグナルの漏電《ろうでん》を防ぎ、脳内で情報のやりとりを迅速に進めます。もしリン脂質の量が不十分だったり、質が低下すると、軸索を伝わる電気シグナルのスピードが落ちます。こうして脳の働きが低下し、考えることのできない脳になるのです。

さらにリン脂質は、魚介類、鶏卵、モツ、ダイズにレシチンとして豊富に含まれます。これらの食べ物から得られたリン脂質が、考える頭脳を生み出すのです。すなわち、リン脂質が脳を活発に働かせ、気分を高め、心を安定させ、知能を高めるのです。

あなたの子どもはリン脂質を十分に摂取しているでしょうか？　以下の問いに「イエス」または「ノー」で答えてみましょう。

図表2－1　やわらかい膜の表面についた受容体が伝達物質をうまくキャッチする

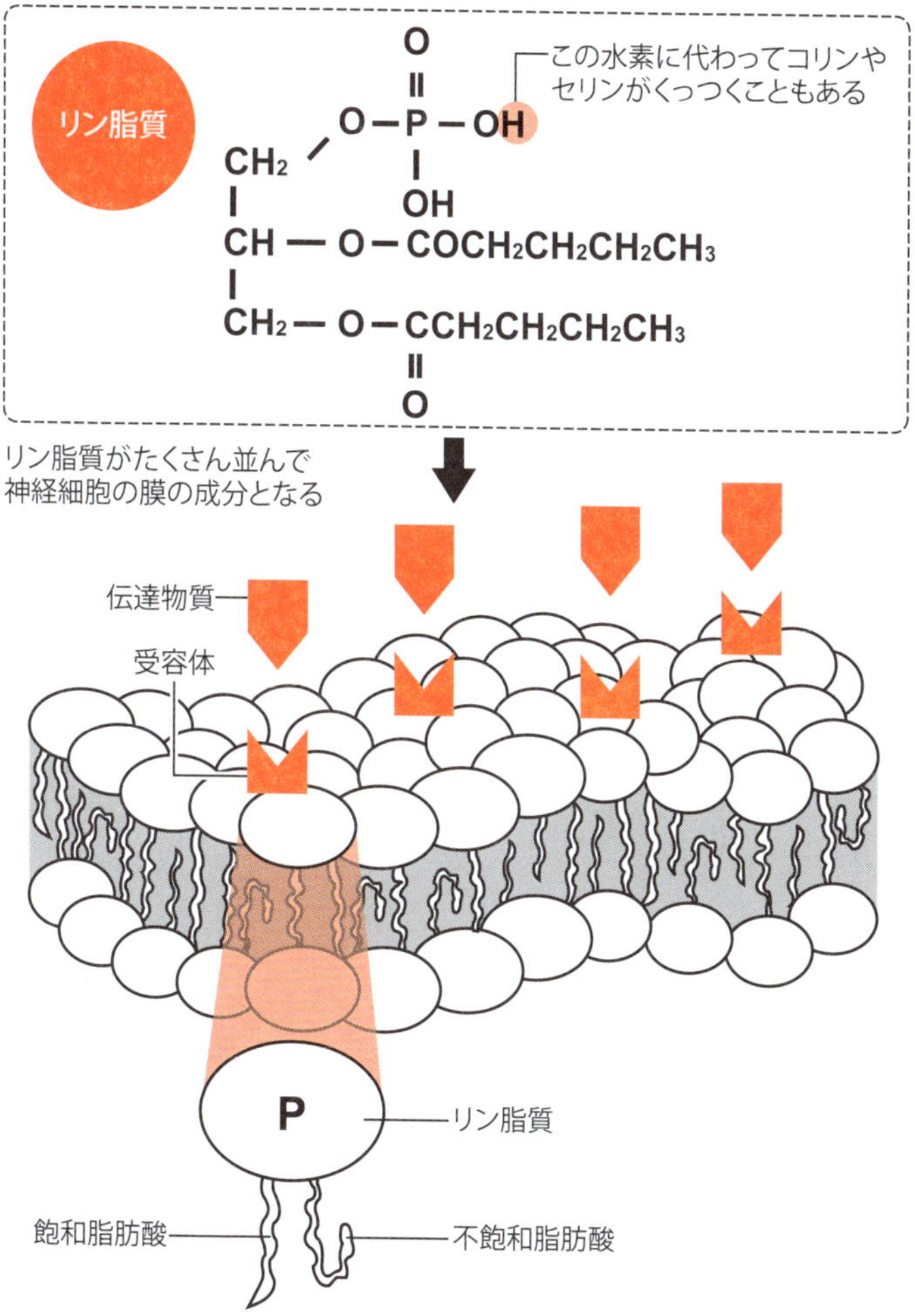

□魚介類を食べるのは週1回以下
□鶏卵を食べるのは週3個以下
□納豆、豆腐などを食べるのは週3回以下
□モツをあまり食べない
□記憶力に自信がない
□暗算を苦手にしている
□気分が低下することがある
□新しいことを学習するのに時間がかかる
□授業に集中できないことがある

もし、「イエス」という答えが5つ以上あれば、あなたの子どものリン脂質の摂取量を増やすのがよいでしょう。

学習能力と記憶力を高める物質は?

リン脂質の代表が、**フォスファチジルコリン**（レシチン、ＰＣと略記）です。ＰＣは、グリセリンにくっついているリン酸をブリッジにしてコリンと手をつないでおり、脳の神経細胞の膜を柔らかくします。ＰＣの豊富な食べ物をあなたの子どもに食べさせて、柔らかな脳の持ち主に育てましょう。

ＰＣは学習能力と記憶力を劇的に高めます。このことを報告したのが、アメリカ・デューク大学のスコット・スオッツウエルダー教授です。(8) **妊娠中の母ラットにＰＣを与えたら、優秀な子ラットが生まれたのです。**そしてＰＣを多く含むエサを食べた母ラットから生まれた子ラットは、ふつうのエサを食べた母ラットから生まれた子ラットにくらべ、つぎの４つの特徴が見つかりました。

- **脳の神経細胞が密に詰まっている**
- **（神経細胞と神経細胞のつながりである）シナプスが多い**
- **学習能力が高い**
- **記憶力がすぐれている**

しかも、この4つの特徴はラットが子どものころだけでなく、老いてもなお維持されていたのです。

この研究によって、PCを食べた母ラットから生まれた子ラットの脳が変わり、知能が高まることが明らかになりました。これはラットのデータです。しかし、ヒトにおいてもかなりの程度あてはまると推測できます。

またPCは、アセチルコリンという、記憶物質を合成する直接の原料でもあります。アセチルコリンは、海馬（脳の中央にあり記憶をつかさどる）を走るアセチルコリン神経から放出され、記憶力を増強します。だからPCが不足すると、脳内のアセチルコリンレベルが下がり、記憶力が低下すると考えられます。

加えて、もし脳内でPCが不足するなら、脳はアセチルコリンをつくるために、神経細胞の膜や軸索からPCを抜き出すでしょう。すると、神経細胞の膜や軸索が変質してしまい、脳内の情報伝達が円滑に進まなくなります。とにもかくにも、PCを十分に摂ることが大事なのです。

リン脂質を補給するには？

リン脂質は生体でつくることができます。だから、もし食事から摂らなくても病気になるわけではありません。しかし、食事から摂ると、さらに脳の働きを高めることができます。

リン脂質は、**鶏卵**、**モツ**、**ダイズ食品**、**ニシン**、**イカ**、**サバ**などに多く含まれます。わが国の伝統食である、納豆、エダマメ、豆腐といったダイズ食品を積極的に食べることをオススメします。

最近、鶏卵を避ける人や、モツをあまり食べない人が増えています。学校の授業についていけない子ども、ソワソワした子ども、集中力の不足した子どもが急増しているのは、ＡＤＨＤや学習障害ではなく、単にリン脂質が不足しているせいかもしれません。

鶏卵にコレステロールや脂肪が多いのは確かです。しかし、コレステロールの8割は体内でつくられているのです。コレステロールをたくさん摂取すれば生体はコレステロールを少なくつくり、少なく摂取すれば生体は多くつくります。

このことは多くの研究で証明され、たくさんの論文が出ています。そのひとつ、カリフォルニア大学のアルフィン・スレーター教授の報告を紹介します(9)。

血中コレステロール値の正常な25人に、ふだんの食事に加えて、1日2個の鶏卵を8週間食べてもらいました。そして血中コレステロールレベルを測定したところ、値はまったく上昇しませんでした。

毎日、鶏卵を食べてもコレステロール値は上がりません。しかも、そもそもコレステロールは心臓病を引き起こす原因ではありません。**鶏卵は安価に入手できる「スーパーブレインフード」です。**毎日、鶏卵、モツ、ダイズ食品を食べましょう。

脳とからだをつくる主成分、タンパク質

タンパク質は私たちの脳とからだをつくる主成分です。生命にとっていちばん基本となる物質です。このタンパク質は、たくさんのアミノ酸がつながったものです。

私たちが、肉類（トリ、ブタ、ウシ）、鶏卵、乳製品、魚介類、マメ類などを食べると、

その成分であるタンパク質が胃腸で酵素によってバラバラに分解され、アミノ酸になります。このアミノ酸が小腸から吸収され、エネルギーになったり、筋肉や臓器、伝達物質などにモデルチェンジされるのです。

子どもの脳を快適運転する秘訣は、良質のタンパク質、すなわちアミノ酸を十分に与えることです。

伝達物質は、脳内で神経細胞から神経細胞へ「情報」を伝えるメッセンジャーです。このメッセンジャーは十分になければいけません。もし、不足すれば、うつ、不安、無気力、記憶障害、集中力の欠如、多動などの症状が発生しやすくなります。なぜ、アミノ酸不足がこれらの症状の原因だと考えるかというと、アミノ酸をサプリメントで摂取すればこれらの症状が改善することが多いからです。

たとえば、**トリプトファン**というアミノ酸は、ベストの抗うつ薬のひとつとされるプロザック（日本では未確認）よりも、うつに対して効果的なのです。**チロシン**というアミノ酸はストレスを緩和します。ギャバ（γ《ガンマ》－アミノ酪酸）は脳の過剰な興奮を抑え、不安を取り除きます。あなたの子どもの脳にとって、このアミノ酸はかけがえのない友なのです。

あなたの子どもはタンパク質を十分に摂取しているでしょうか？　以下の問いに「イエス」または「ノー」で答えてみましょう。

□肉類、魚介類、鶏卵を食べるのは1日1回以下
□マメ類やナッツ類を食べるのは1日1回以下
□かなり激しいスポーツをする
□不安、うつ、イライラが起こる
□しばしば疲れを感じ、やる気が起こらない
□時々、集中力や記憶力が低下する
□髪の毛や爪の伸びが遅い
□お腹が空《す》いていることが多い
□頻繁に消化不良になる

もし、「イエス」という答えが5つ以上あるなら、たぶん、あなたの子どもはアミノ

酸が不足しています。アミノ酸を供給するためにタンパク質の摂取量を増やせば、これらの項目が改善するでしょう。

脳内の伝達物質をつくるアミノ酸

食事から摂取されたタンパク質は、胃腸でアミノ酸に分解されて小腸から吸収されます。そして、血液によって脳に運ばれたアミノ酸は、すばやく伝達物質にモデルチェンジされます。

このように脳内の伝達物質はアミノ酸に由来するのです。たとえば、「脳のアクセル」アドレナリンは、フェニルアラニンやチロシンから出発して、ドーパミン→ノルアドレナリン→アドレナリンの順に酵素によってモデルチェンジされます（図表2－2）。

生体で利用されるアミノ酸は全部で20種類です。そのうち11種類は、体内の酵素によって他の栄養素のモデルチェンジによってつくることができます。しかし、どうしてもつくれないものがあります。それが、必須アミノ酸と呼ばれるもので、トリプトファン、リジン、スレオニン、バリン、イソロイシン、ロイシン、メチオニン、フェニルアラニン、ヒスチジンの9種類です。必須アミノ酸は食事から摂らねばなりません。

伝達物質は脳のオーケストラ

これまで発見された脳内の伝達物質は軽く100を超えますが、とくに重要な働きをしているものを以下に紹介します。

●アドレナリン、ノルアドレナリン、ドーパミン。この三者は、脳を興奮させる「興奮性伝達物質」です。興奮性伝達物質は「脳のアクセル」として働き、集中力を高め、やる気を起こし、ストレスに対抗します。この三者は「集中力、やる気物質」と理解できます。とりわけドーパミンは気分をよくする「快感物質」として知られています。

●一方、脳の興奮を抑える「脳のブレーキ」として働くのが、「抑制性伝達物質」です。その代表は、ギャバとタウリンで、脳の興奮を抑え、リラックスさせ、ストレスによって発生した緊張をほぐします。ギャバとタウリンは「心を静める物質」なのです。

図表2-2　アミノ酸から伝達物質がつくられる

アミノ酸 ➡ 伝達物質

トリプトファン ➡ セロトニン（幸福物質） ➡ メラトニン（タイミング物質）

スレオニン ➡ グリシン（快眠物質）

フェニルアラニン ➡ チロシン ➡ ドーパミン（快感物質） ➡ ノルアドレナリン（興奮物質） ➡ アドレナリン（興奮物質）

メチオニン ➡ システイン ➡ タウリン（心を静める物質） ➡ ギャバ（心を静める物質）

システイン ⬇ グルタチオン（抗酸化物質）

●**セロトニン**は気分を安定させ、気分を晴らす「幸福物質」です。もしセロトニンが不足すると、うつになり、食欲が増進し、やけ食いしやすくなり、太りやすくなります。

●**アセチルコリン**は脳をシャープにし、記憶力や注意力を高める「記憶物質」です。

●**メラトニン**は昼と夜のタイミングを計り、子どもの生活リズムを整える「タイミング物質」です。メラトニンは脳内で暗い夜だけ放出され、眠気を起こし、睡眠を誘発します。ですから、寝床に入ったら、部屋を暗くしてメラトニンの放出を助けるのが望ましいです。

これ以外にも、満足感や陶酔感を与える**エンドルフィン**、痛みを伝える**サブスタンスP**なども重要な伝達物質です。ここに紹介した伝達物質が、脳内オーケストラの大演奏者たちです。

あなたの子どもの気分、記憶力、注意力、学習能力は、脳内をかけめぐるこれらの伝達物質の種類と量に左右されるのです。もし脳内でセロトニンが増えれば、子どもは幸福を感じます。**ドーパミンやノルアドレナリンが増えれば、やる気モリモリ、元気いっぱい、脳内を快感が走り、からだは疲れていても脳は疲れを感じません。**ですが、ドーパミンやノルアドレナリンが不足すれば、脳が疲れ、やる気が起こりません。

子どもの能力を最大限に開発するには、まず第一に、これらの伝達物質のバランスを保つことです。もし特定のアミノ酸が不足しているなら、それを補うことで子どもの健康問題の多くを解決できるでしょう。

抗うつ薬よりもアミノ酸

精神科の薬は、脳の働きを変える物質です。

ＡＤＨＤの治療に利用されるメチルフェニデート（リタリン）、アメリカの精神科でうつや重度の肥満の治療に処方されるアンフェタミンはどちらも覚せい剤で、脳内でアドレナリンを大量に放出させることによって効果をあらわします。

パキシル、ゾロフト、プロザックなどのＳＳＲＩ（選択的セロトニン再取り込み阻害薬）と呼ばれる新型の抗うつ薬は、脳内でセロトニンを何度も利用することによって気分を高める、と考えられます。

しかし、これらの薬にはたくさんの重い副作用があります。飲み続けると、依存症になるだけでなく、脳とからだに深刻なダメージを与えます。ＳＳＲＩを服用した子どもは、頻繁に自殺願望や暴力事件を引き起こしてきました。ジプリアニ博士による「ランセット」、ゲッチェ教授による「ブリティッシュ・メディカル・ジャーナル」論文など、最近の研究で明らかになったことは、子どもがＳＳＲＩを服用することによるリスクは、メリットをはるかに上回るということです。抗うつ薬については、第4章で解説します。

これに対してアミノ酸はどうでしょうか？　子どもが食事から摂取したタンパク質がアミノ酸に分解され、血液によって脳に運ばれ、すばやく伝達物質にモデルチェンジされます。この伝達物質の種類と量によって子どもの脳の性能や感情が決まります。

伝達物質の原料であるアミノ酸は、脳に有害ではありません。だから、あなたの子どもの脳を最適状態にしたいのなら、食事からアミノ酸のもととなるタンパク質を十分に摂取させることです。毎日、欠かすことなく、子どもにタンパク質を摂らせましょう。

脳に必須アミノ酸を供給するために、良質なタンパク質の摂取は欠かせません。良質な**タンパク質**は、**肉類（トリ、ブタ、ウシ）**、**鶏卵**、**乳製品**、**魚介類**、**トウモロコシ**、**豆腐**、**マメ類（納豆、金時）**に多く含まれています。

また、コメは糖質ばかりと思われていますが、意外にも、コメに含まれる総エネルギーの8パーセントをタンパク質が占めています。

子どもが落ち着きをなくすのは、甘い物のせい？

子どもがじっとしていられず、落ち着きをなくし、部屋で飛び回り、騒ぐ。**このようなことは、コーラなどの清涼飲料水を飲んだ後や、ケーキ、チョコレート、ココアなど、甘い物を食べた直後に多く発生します。**砂糖は、子どもの脳に劇的な悪影響を及ぼすのです。

私は糖質がいけないと主張するのではありません。脳にとって糖質ほど重要なものはありません。ここでいう糖質とは、血液中に溶けているブドウ糖、すなわち、血糖のことです。**ブドウ糖は脳のおもなエネルギー源です。**これが不足すれば、私たちは、まともに考えることも判断することもできなくなります。

私たちは、ブドウ糖をデンプンという糖質から得ています。もし血液中のブドウ糖が少なくなると、脳はエネルギー不足になります。子どもは元気がなくなり、疲労、イライラ、めまい、不眠、攻撃性、不安、集中力の欠如、うつなどにおちいります。車でいうとガス欠の状態です。かといってブドウ糖が多すぎると、心が安定せず、落ち着きをなくします。

子どもが考える頭脳を維持し、論理的に考え、正常な判断にもとづいて行動するには、ブドウ糖を脳に安定的に供給しなければならないのです。ブドウ糖は、少なすぎてもいけないし、かといって多すぎてもいけません。

あなたの子どもの血糖は安定しているでしょうか？　以下の問いに「イエス」または「ノー」で答えてみましょう。

□チャーハン、ラーメン、白米が好き
□クロワッサン、ケーキ、菓子パンなど精製デンプンでつくられたものが好物
□キャンディ、チョコレート、クッキー、甘いシリアルなど、砂糖や精製デンプンでつくられた食べ物が好き
□昼間に甘い食べ物や甘い飲み物を口にする
□コーラなどのカフェイン入りの飲み物が好き
□朝食を抜くことがある

□朝、調子が出ないことが多い
□時々、昼間にエネルギー不足になる
□時々、集中できないことや、注意が散漫になる
□頻繁に食べないと、ぼうっとしたり、イライラする
□元気があまりない

もし、「イエス」という答えが５つ以上あれば、あなたの子どもの血糖は改善の余地があります。

子どもの脳に適したスローカーボ――野菜、キノコ類、海藻類など

子どもの脳を最高のコンディションで働かせるには、まず第一に、ブドウ糖を脳に安定して供給しなければなりません。それには、食べてから血糖値をゆっくりと上昇させる**「スローカーボ」**を食べさせるとよいでしょう。カーボは糖質という意味です。

スローカーボは、**野菜、キノコ類、海藻類、ダイズ、エンドウなどのマメ類、魚介**

類、玄米などに豊富です。これらはホンモノの食べ物です。**スローカーボは、高度に加工されたデンプンや砂糖にくらべ、消化するのにはるかに時間がかかります。**だから、血糖値は高くなりすぎることもなく、低くなりすぎることもなく、安定するのです。**しかもスローカーボは肝臓で脂肪として蓄えられるより、エネルギーとして利用されるから、太ることもありません。**子どもの気分や行動が安定し、ＩＱも高まるのです。

ホンモノの食べ物を食べさせましょう。

一方、白パン、菓子パン、ベーグル、シリアル、白米、コーラなどのクイックカーボは、血糖値を急激に上昇させます。クイックカーボは血糖値を不安定にします。

スローカーボがクイックカーボにまさる理由がもうひとつあります。植物を高度に加工し砂糖や精製デンプンを取り出すプロセスは、食べ物に含まれる甘さだけを抽出し、残りの栄養素を捨てる行為です。自然を欺《あざむ》いているように私は思います。

その極端な例が、砂糖、コーンシロップ、ブドウ糖果糖液糖です(10)。このどれもが血糖を不安定にするだけでなく、食物繊維はもちろんのこと、ビタミンとミネラルをほとんど含んでいません。清涼飲料水には砂糖の代わりにブドウ糖果糖液糖が大量に含まれて

	スローカーボ（GI 55以下）	ミドルカーボ（GI 56〜69）	クイックカーボ（GI 70以上）
パン	全粒粉ライ麦パン ライ麦製シリアル オートミール		白パン ベーグル マフィン 菓子パン
フルーツ	アプリコット、ナシ オレンジ、モモ リンゴ、カキ プルーン イチゴ ブルーベリー	バナナ パイナップル マスクメロン レーズン	スイカ、デーツ （ナツメヤシの実） クリ
マメ類	グリンピース エンドウマメ レンズマメ、アズキ ウズラマメ インゲンマメ	マメのスープ	
野菜	キノコ類、葉野菜 モヤシ、レタス セロリ、モロヘイヤ レンコン、キュウリ タケノコ、ダイコン ゴボウ、オクラ グリーンアスパラ ホウレンソウ	サツマイモ ギンナン ビート	ニンジン カボチャ ジャガイモ ヤマイモ ベークドポテト マッシュドポテト トウモロコシ フライドポテト
穀類	玄米ご飯	そば、マカロニ スパゲティ パスタ 中華そば	白米、餅 うどん、そうめん 赤飯

GI はグリセミックインデックス
ある食品が血糖値を上げるスピードを数値化したもの。ブドウ糖を基準 100 とする。

いるので、子どもに飲ませないようにしましょう。

ドライフルーツを果物の代わりにしてはいけない

果物に含まれるおもな糖質は、果糖です。果糖は小さな分子なので、食べてすぐに血液中に入りますが、肝臓がこれをブドウ糖にモデルチェンジするのに時間がかかるため、スローカーボに分類されます。リンゴは果糖が多いので、スローカーボです。

一方、ブドウやデーツ（ナツメヤシの実）などの果物はブドウ糖ばかりを含んでいるため、クイックカーボです。バナナはどちらの糖も含んでいるため、わりと迅速に血糖値を上げます。

果物には2つの利点があります。1つめは、果物に含まれる食物繊維が、糖質を分解する消化酵素の働きを妨げるため、血糖値の急激な上昇を抑制すること。2つめは、酵素を助けるビタミンが豊富なこと。酵素とビタミンは切っても切れない関係にあります。生体では数千もの化学反応が同時進行していますが、そのほとんどを促進するのが、酵素という触媒です。もともと酵素は有能なのですが、たいていの酵素は協力者がいないと触媒として働くことができません。この協力者がビタミンとミネラルなのです（後述）。

果物は健康にいいのですが、**ドライフルーツ（乾燥果物）には注意が必要です。**大量に食べてしまいやすいからです。それは、ドライフルーツは同じ重さの果物にくらべ、水分が少ない分だけ、糖質が多く、体積が小さい分、それほどお腹を満たさないからです。

ですから、ドライフルーツを果物の代わりにしてはいけません。

朝はどんな食事がいいのか？

あなたの子どもは今日、朝食に何を食べたでしょうか？　もし白パン、ベーグル、甘いシリアル、白米を食べたのなら、いずれもクイックカーボなので、血糖値が急激に上昇します。朝食後すぐに元気が出ますが、食べてから2～3時間もたてば血糖値が下がり、エネルギー不足におちいりやすくなります。

できれば、元気や集中力を昼食まで持続させたいものです。それなら、朝食にスローカーボを食べなくてはなりません。たとえば、スローカーボのオートミールの上にノリの佃煮、イクラ、梅干しなどを乗せてあげるとか、玄米ご飯や全粒粉ライ麦パンにメカブ、納豆、ハムエッグ、ネギを乗せたスクランブルエッグを添えてもよいでしょう。

以下に、クイックカーボをスローカーボまたはミドルカーボに置き換える例を示します。

○精製白パンとジャム　↓　全粒粉ライ麦パンとピーナッツバター、またはジャム
○菓子パン、餅　↓　オートミール
○ドーナツ、甘いシリアル　↓　全粒粉ライ麦パン
○クロワッサン　↓　全粒粉ライ麦パン
○白米ご飯　↓　玄米ご飯
○フライドポテト　↓　サツマイモ

○バナナ　→　リンゴまたはオレンジ

ポイントは、**あなたの子どもの食事から、砂糖に代表される甘い糖質をできるだけ減らすことです。**

子どもが甘い物依存になったらどうするか

子どもはケーキ、ドーナツ、菓子パン、コーラなど、甘い物が大好きです。では、甘い物をたくさん食べさせていいのでしょうか？　ノー。決してそうではありません。子どもの脳によい食事の基本は、甘い物をできるだけ避けることです。

もともと子どもは甘い物が好きですから、自由にさせると、甘い物をたくさん食べます。甘い物には強い依存性があり、簡単にやめることはできません。甘い物依存になった子どもには、どう対処すればいいのでしょう？

急に全部の甘い物を止めると、甘い物を渇望する離脱症状が出るでしょう。**子どもの食事から砂糖を少しずつ減らしていくことをオススメします。**そうすれば、子どもは、甘くない食事に自然に慣れていくでしょう。砂糖の添加された食べ物をできるだけ避けます。ドライフルーツは甘いので食べないようにしましょう。バナナを食べる時は、全粒シリアルなどのスローカーボといっしょに摂るなど、工夫してみましょう。

しかし、例外もあります。**あなたの子どもがサッカーや野球など、激しいスポーツをした後には甘い物を食べるのがよいのです。**それは、血糖が下がっているからだけでなく、筋肉や肝臓に蓄えられていたグリコーゲンが消費されて、空になっているからです。

このときには、デーツ、スイカなどのクイックカーボを食べてもよいのです。余分なブドウ糖は、空になったグリコーゲン倉庫を満たすのに使われるので、高血糖になりません。

血糖を安定化させるには？

血糖を安定化させるコツは、食物繊維とタンパク質を積極的に摂ることです。食物繊維がデンプンを包むので、酵素がデンプンを切断するのに時間がかかり、ブドウ糖が血液中にゆっくり放出されます。食物繊維の豊富な食べ物に含まれるデンプンは、ゆっくりとブドウ糖に分解され、小腸から吸収されます。

一方、タンパク質は、胃の中の消化物が小腸に移動するのを遅らせるため、血糖の上昇が緩やかになります。血糖を上げるスピードが遅いのは、脳にとって好都合です。

ですから、血糖を安定化させるには、タンパク質の豊富な食べ物と食物繊維の豊富な食べ物をいっしょに食べるとよいのです。以下に例を示します。

- 種子やナッツ類を果物といっしょに食べる
- 種子やナッツ類を全粒シリアルといっしょに食べる
- 野菜サラダの上にしめさば、コハダ、ホタテ、サーモンなどの魚介類を乗せる
- 野菜サラダの上にチーズ、ゆで卵、焼豚、ハムなどを乗せる
- スクランブルエッグと玄米ご飯をいっしょに食べる
- ライ麦パンに砂糖無添加のピーナッツバターを薄くぬって食べる

朝食を抜いてもいいのでしょうか

朝はとても忙しい。たとえ5分でも貴重です。では、朝食を抜いてもいいのでしょうか？　ノー。決して朝食を抜いてはいけません。よい朝食は、子どもを授業に集中させるのに欠かせないからです。**朝食を抜けば、血糖が低くなり、子どもの心は安定しません。不安やイライラがあれば、落ち着いて勉強に集中できません。**

子どもの集中力に及ぼす朝食の効果について、イギリスのケイス・ウエスネ博士が報告しました[11]。同博士は、小学生29人に全粒シリアル、ブドウ糖液、食事抜きといった異なる朝食を与え、子どもの注意力と記憶力を朝食後、30、90、150、210分後に調べました。その結果はというと、ブドウ糖液を飲んだ子どもと食事抜きの子どもは、全粒シリアルを食べた子どもにくらべ、注意力と記憶力が著しく低下していました（図表2-3）。

それから、栄養豊富な食事を摂っている子どもは、そうでない子どもにくらべ、睡眠の質が高いことが判明しています。睡眠の質が高いと、朝、起床するのが楽になるので、

図表2－3　注意力と記憶力の低下で計る朝食の効果

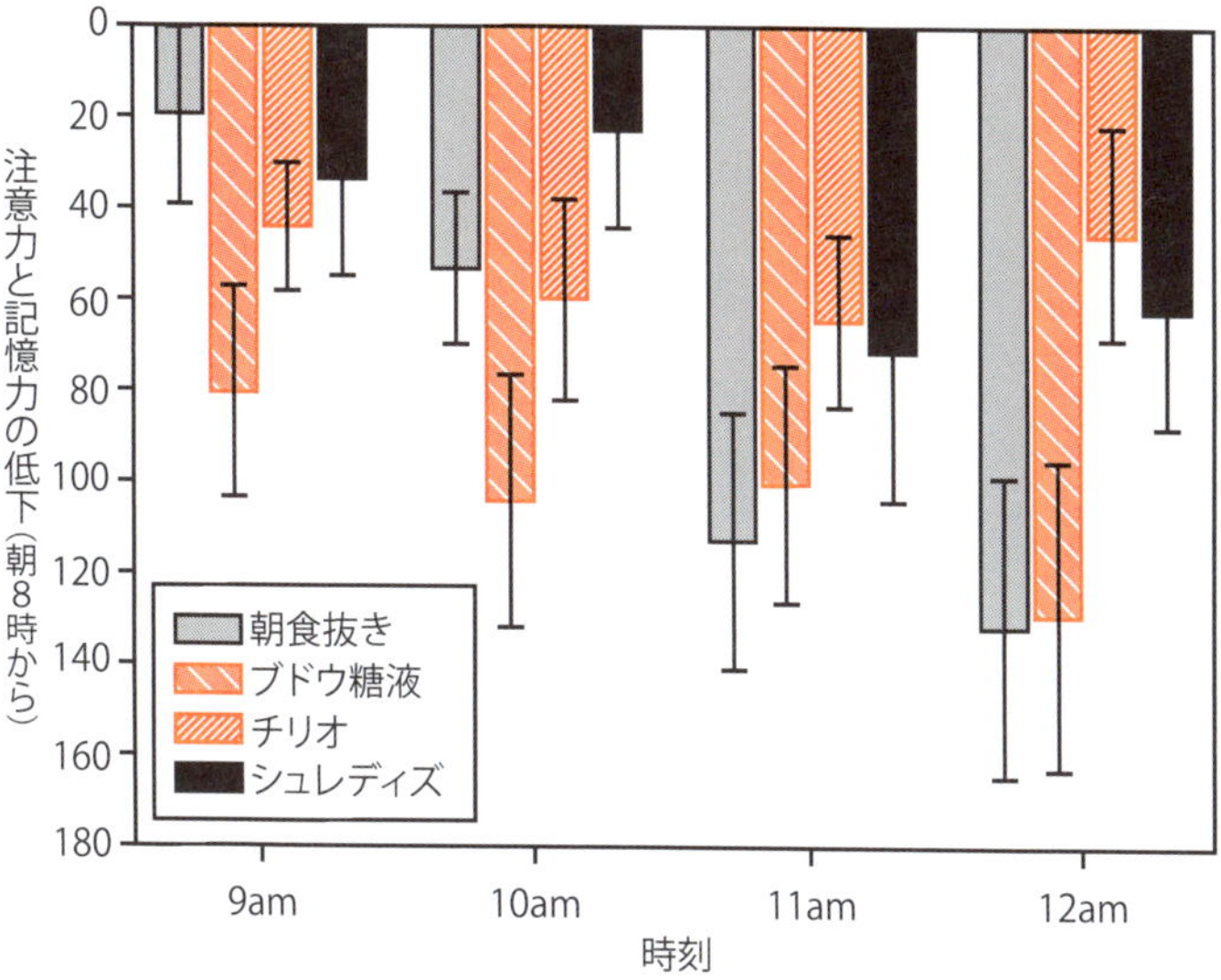

出典：K.A.Wesness et.al.,Appetite 41（2003）329-331
（注）チリオとシュレディズは全粒シリアル

栄養豊富な朝食を食べるのに十分な時間を確保しやすくなります。まさに好循環です。

もし、朝、あなたの子どもに食欲がなく、しばしば朝食を抜くようでしたら、少しずつ朝食を食べる習慣をつけさせましょう。

こうしてみてはいかがでしょうか。最初の日は**イチゴを1個**与える。翌日は**2個のイチゴと3粒のアーモンド**を与える。その翌日は**リンゴを半分**、あるいは**甘くないヨーグ**

ルトを与える。２週間もたてば、サラダを食べられるようになるでしょう。

覚えておいてほしいことは、あなたも子どもといっしょに朝食を食べることです。もし、あなたが朝、コーヒー１杯を飲むだけで出勤するなら、子どもは自分なりの方法であなたをマネるでしょう。

良きにつけ、悪《あ》しきにつけ、子は親をマネるのです。「子は親の鏡」とはよく言ったものです。

子どもに栄養満点の食事を食べさせたいのなら、まず親であるあなた自身が、手本になることを心がけることです。

なぜビタミン、ミネラルが重要なのか？

私たちが生きているこの瞬間、生体では無数の生化学反応が同時に進行しています。この生化学反応を進める主役が、酵素という触媒です。しかし、酵素が実力を発揮するには、ビタミンやミネラルといった裏方の協力が欠かせません。

私たちの食べた食べ物を神経細胞、伝達物質、受容体などにモデルチェンジし、ブドウ糖を酸素で燃やしてエネルギーをつくるのも酵素の仕事です。**そして酵素の力を引き出すのが、ビタミンとミネラルなのです。**

第1章で、マルチビタミンとマルチミネラルを大量に摂取することで、子どものIQが平均9ポイントも高まった、ベントン教授の研究を紹介しました。そのような研究から、もし最適な量を摂取すれば、子どもの頭の回転が速くなり、集中力が長く続くと結論できるのです。

あなたの子どもはビタミンとミネラルを十分に摂っているでしょうか？　以下の問いに「イエス」または「ノー」で答えてみてください。

- □新鮮な野菜や果物を食べるのは1日2皿以下
- □緑色の野菜を食べるのは1日1回以下
- □新鮮な果物やドライフルーツを食べるのは週3皿以下
- □種子やナッツ類を食べるのは週3回以下
- □マルチビタミンとマルチミネラルのサプリメントを摂取していない

□白米、白パン、菓子パンを食べて、玄米や全粒粉でできたパンを食べない
□インスタント食品を食べることが多い
□しばしば不安、うつ、イライラが起こる
□筋肉がけいれんすることがある
□手の爪に白い線や斑点《はんてん》がある
□人とのコミュニケーションがうまくいかないように感じる

もし、「イエス」という答えが5つ以上あるなら、おそらくあなたの子どもはビタミンとミネラルが不足しています。

脳のスタートダッシュに必要なものは？

ヒト脳が爆発的に発達するのは、妊娠後期の3ヶ月から2歳ころまでです。この段階で必要とするビタミンとミネラルを与えるなら、脳の発達にプラスの効果をもたらすでしょう。このことを雄弁に物語るのが、イギリス「子どもの健康研究所」のアレン・ル

ーカス教授が16年間にわたる研究をまとめた論文です(12)。

論文の内容を紹介します。424人の早産児を出産直後に2グループに分け、ひとつのグループには標準ミルクを、もうひとつのグループにはタンパク質、ビタミン、ミネラルを強化した特別ミルクを1ヶ月間与えました。そして8歳に達した時点で、2グループの知能を測定しました。

結果はこうです。男子では、特別ミルクを飲んだ児童は標準ミルクを飲んだ児童にくらべ、言語性IQは12ポイント、全体的IQは6・3ポイントも高かったのです。女子はこれより2～3ポイント低い結果が出ました。男子の方が女子よりも効果が大きい理由は不明ですが、早産児に特別ミルクを与えると、学齢期に達した時のIQが高まることが明らかになりました。

ルーカス教授は、こういいます。「**生後すぐに栄養を与えると、早産児の脳の発達にプラスの影響を及ぼすことが明らかになった。**このことから、脳の発達の重要な期間における食事は、私たちの健康と大人になってからの仕事の成果に大いに影響すると考えていい」。私はおそらく、この傾向は早産児だけでなく健常児の赤ちゃんにも当てはまると考えます。

脳を活性化するビタミンB群

ヒトのおもな必須栄養素は50種類ですが、そのどれもが脳と心の健康に欠かせないものばかりです。その中でも、とりわけ子どもの脳の健康に大切な栄養素と、その栄養素が不足したときに起こる症状、そしてその栄養素を含む食べ物をチャート（図表2－4）にまとめました。

その中でも特にビタミンB群について、以下取り上げたいと思います。私たちに必要なエネルギーをつくるのに全面的に関わっているのが、ビタミンB群です。脳は体重の2パーセントの重さに過ぎませんが、ヒトが摂取する総エネルギーの20パーセントを使う「大食い」の臓器で、それに見合った量のビタミンB群を消費します。そのうえB群は水溶性なので、尿や汗といっしょに排泄《はいせつ》されます。だから、**B群はとても不足しやすい栄養素なのです**。

もしB群が不足すれば、たちどころに脳の働きが低下します。ですから、不足しないための保険として、**B群やマルチビタミンのサプリメント**を摂るのもよいでしょう。

図表2－4　ビタミンやミネラルが不足するとどうなるか

栄養素	欠乏による症状	含まれる食べ物
ビタミン B_1	集中力の欠如	豚肉、玄米、ノリ タラコ、未精製の植物類
ビタミン B_2	成長停止、無気力	レバー、卵黄、チーズ 肉類
ナイアシン	うつ、統合失調症	魚介類、未精製の植物類
パントテン酸	ストレスに弱くなる	肉類、魚介類 未精製の植物類
ビタミン B_6	イライラ、うつ	未精製の植物類 魚介類、バナナ プルーン
葉酸	イライラ、うつ	ホウレンソウ、葉野菜 レバー、ダイズ、チーズ
ビタミン B_{12}	イライラ、うつ	肉類、魚介類、鶏卵 レバー、イクラ、ウニ
ビタミンC	イライラ、うつ	イチゴ、柑橘類《かんきつるい》
マグネシウム	睡眠障害、イライラ うつ	緑色の葉野菜、ナッツ類 植物の種子
カルシウム	睡眠障害、イライラ うつ	魚介類、海藻類、乳製品
鉄	うつ、感情の乱れ やる気の喪失	赤身の肉、赤身の魚
亜鉛	うつ、感情の乱れ やる気の喪失	カキ、ナッツ類 植物の種子

ビタミンB群は、糖質を代謝し、エネルギーを生産するカギとなります。とりわけ不足しやすいのが、B_1です。それは、糖質の大量摂取、激しい運動、発熱、子どもの成長の際に、多くのB_1が消費されるからです。

チャートを見ればおわかりのように、毎日の食事からB群を摂るのは、それほど困難ではありません。ホンモノの食べ物を食べればいいのです。ホンモノの食べ物とは、全粒の穀物、野菜、豆類などの未精製の植物類や果物、肉類や魚介類などの全体食のことです。

B_1、ナイアシン、パントテン酸、B_6の最適の供給源は、肉類、魚介類、全体食の穀物や野菜です。葉酸はホウレンソウや葉野菜、レバー、チーズに多く含まれます。B_{12}を摂るには肉類、魚介類、鶏卵、レバー、イクラ、ウニなどの動物性タンパク質を食べるのがよいでしょう。

ただ、ビタミンB群の欠乏によってどんな症状があらわれるかはよく知られているのですが、なぜ、そうなるのかは不明な点が多いのです。

B群は全部で8種類あります。B_1（チアミン）、B_2（リボフラビン）、ナイアシン（ニコチン酸、ニコチンアミド、B_3）、B_6、B_{12}、葉酸、パントテン酸、ビオチン。それぞれが脳内で多くの役割を担っていますが、個々の役割については、まだ少ししかわかっていません。

あなたのお子さん、B群は足りているでしょうか？　その目安となるのは、ホモシステイン値です。ホモシステインとは、血液中に含まれる有毒な物質を指します。

ホモシステインはB_6、B_{12}、葉酸によって分解されます。だから、もし子どものホモシステイン値が高いなら、B_6、B_{12}、葉酸レベルが低いことがわかります。

標準となるホモシステイン値は、健常なティーンエイジャーや大人では6マイクロモル以下、10歳以下の子どもでは5マイクロモル以下です。

2005年、スウェーデンのアナ・ボルジェル博士は、9歳から15歳までの692人の子どものホモシステイン値と学業成績を調査し、ホモシステイン値が上がるほど、成績が低下することを報告しました[13]。

子どものホモシステイン値が高いなら、B群を多く摂るべきです。

ビタミンB_1（チアミン）――注意力、集中力を生み出す

ビタミンB_1はブドウ糖を燃やし、エネルギーをつくり出す酵素を助けます。もしビタミンB_1が不足すれば、たちどころにエネルギー不足になり、脳もからだも疲れを感じます。さらに、注意力や集中力も長続きしません。学業に非常にマイナスとなります。

ビタミンB_1は、**豚肉、玄米、胚芽米、ノリ、タラコ、ワカサギ、サバ、ヤツメウナギ、ヒマワリの種**などに豊富に含まれます。白米ばかりを食べ続けると、B_1不足になるから要注意。**玄米**も食べるようにしましょう。

ビタミンB_2（リボフラビン）――子どもの成長を促進する

ビタミンB_2は、かつて成長因子（Growth factor）として知られ、Growth の頭文字をとってビタミンGと呼ばれたことがあります。なぜでしょうか？　ビタミンB_2は、アミノ酸、脂質、糖質の代謝を進めるのに加え、酸化－還元反応を進める酵素を助けるからです。酸化－還元反応は、生き物の成長に欠かせないエネルギーをつくるのに最も基本となる化学反応なのです。

ですから、もしビタミンB_2が不足すると、成長が停止してしまい、それだけでなく口内炎、眼の充血、眼精疲労、痒み、肌荒れなども起こります。

そうならないためにビタミンB_2を補給しましょう。ビタミンB_2は、レバー、卵黄、チーズ、胚芽、肉類、緑黄色野菜に多く含まれます。

ナイアシン（B_3）——心の働きを左右する

心の働きを左右するビタミンの筆頭に挙げられるのが、ナイアシンです。ナイアシンが欠乏すると、心の病、下痢、浮腫《ふしゅ》を起こすペラグラという病気が発生します。

ナイアシンは血糖を安定させるだけでなく、トリプトファンを「幸福物質」セロトニンや「タイミング物質」メラトニンにモデルチェンジするのにも欠かせません。このようにナイアシンは、子どもの心をおだやかにさせ、頭を冴えさせ、夜の熟睡を助けるのです。

ナイアシンは、**肉類（トリ、ブタ、ウシ）**、**レバー**、**めんたいこ**、**カツオ**、**イワシ**、**マグロ**、**ホタテ**、**タラ**、**カキ**、**イカなどの魚介類**、**トウガラシ**、**切り干し大根**、**カンピョウ**、**トウモロコシ**、**グリーンピース**、**シソの実**、**カボチャ**、**アシタバ**など未精製の植物類に多く含まれます。

パントテン酸――記憶力を高める

パントテン酸は記憶力を高めます。ストレスに襲われたとき、これに対抗するために放出されるアドレナリンやコルチゾール、記憶物質アセチルコリンをつくるのにも欠かせません。パントテン酸をリン脂質のフォスファチジルコリン（PC）といっしょに摂ると、子どもの記憶力が高まります。

パントテン酸は、**レバー**、**卵黄**、**納豆**、**カレイ**（魚）、**タラコ**、**スジコ**、**アヒル**、そして**シイタケ**、**ネギ**、**ニラ**、**ブロッコリー**など未精製の植物類に豊富に含まれます。PCが多く含まれている食品は、71ページをご覧ください。

B_6、B_{12}、葉酸――脳のビタミン

B_6とB_{12}は脳の神経細胞に多く含まれているため、**「頭のビタミン」**と呼ばれます。B_6は、アミノ酸を別のアミノ酸にモデルチェンジする酵素の働きを助けます。

B_{12}と葉酸は共同で、メタンによく似たメチル基を分子から分子へと移動させる「メチ

ル化」という化学反応を進めます。メチル化はアドレナリンやメラトニンなど、脳内伝達物質やホルモンの合成に欠かせません。

だから、B_6、B_{12}、葉酸のどれひとつでも不足することになれば、脳内伝達物質やホルモンができなくなります。たとえば、もしB_6が不足すれば、「幸福物質」セロトニンも「記憶物質」アセチルコリンもつくれません。これでは気分も記憶力も低下してしまいます。

B_6はストレスをやわらげる効果があります。つまり、ストレスはB_6を消費します。もしB_6が不足した状態でストレスを受ければ、子どもの気分が低下し、うつに向かうことになります。

神経細胞を健やかに保つのに欠かせないのが、ビタミンB_{12}です。もしB_{12}が不足すれば、脳が機能せず、感覚が鈍くなります。ある研究で、ビタミンB_{12}がほんのわずかに不足するだけで、ティーンエイジャーの学業成績が低下することが報告されています。[14]

女性が妊娠に気づいたら、B_6、B_{12}、葉酸を十分に摂るべきです。それは、脊椎《せきつい》の一部が左右に分割している二分脊椎症といった発達障害を防ぐだけでなく、子どもの脳を発達させる助けになるからです。葉酸不足の妊婦から生まれた赤ちゃんは、脳の発達が遅れ、知能が低くなることが知られています(15)。

それぞれのビタミンは、次の食べ物に多く含まれます。

B_6は、イワシ、サバ、カニ、ニンニク、インゲン、バナナ、ブロッコリー、ホウレンソウ、ニラ、キャベツなど、未精製の植物類、魚介類。

B_{12}はハマグリ、ウニ、チーズ、シジミ、ウズラの卵、スジコ、ウシ、ブタ、レバー、イクラ、ウニなど、肉類、魚介類、鶏卵。

葉酸は、ホウレンソウや葉野菜、レバー、ダイズ、チーズ、胚芽、ジャガイモ、アズキなど。

ここに紹介したビタミンB群は、脳において決定的な役割を担っています。脳とからだの健康を獲得し維持するために、ビタミンB群を十分に摂りましょう。

ミネラルの凄い効果

ミネラルは子どもの脳をおだやかにし、成長を促すのに欠かせません。ストレスに強いティーンエイジャーに育てるためには、ミネラルの助けが必要なのです。ここではカギとなるいくつかのミネラルを紹介します。

カルシウムとマグネシウム――子どもを熟睡させるミネラル

子どもを落ち着かせ、熟睡させるのに、ミネラルが有効だと思う人はあまりいないでしょう。じつは、ミネラルが大変重要なのです。**カルシウムやマグネシウムは神経や筋肉の細胞をリラックスさせるからです。**

筋肉のけいれんは、マグネシウム不足によって起こることが多いといえます。もしカルシウムやマグネシウムが不足すれば、不安やイライラがつのり、子どもは攻撃的になりやすくなります。マグネシウムは自閉症児や多動児の治療に他の栄養素と併用され、大きな成果をあげています。そのうえ、マグネシウムには睡眠を助ける効果もあります。

マグネシウムは、生体で３００以上の化学反応に関わっており、どのミネラルよりも多くの酵素を助けています。**子どもにとってマグネシウムはこれほど重要にもかかわらず、亜鉛についで不足しがちなミネラルなのです。**

マグネシウムをしっかり摂りましょう。マグネシウムは緑色の葉野菜に多く含まれます。葉野菜の美しい緑色は、マグネシウムを含んだクロロフィルという色素によるのです。

1日に必要なマグネシウムの量は12~14歳では男女ともに290㎎/日（推奨量）とされていますが、その2倍にあたる600ミリグラムを摂るのが望ましいでしょう。マグネシウムは、**ナッツ類**や**植物の種子**、とりわけ、**ゴマ**、**ヒマワリの種**、**カボチャの種**に多く含まれます。

カルシウムは人体で1番多いミネラルです。人体に含まれるカルシウムの総量は、体重30キログラムの子どもでは約600グラムになります。これは全体重の約2パーセントに相当します。

カルシウムの99パーセントは骨や歯を構成していますが、残りの1パーセントは血液や細胞内に溶けています。この1パーセントのカルシウムが、筋肉や血管を収縮させたり、神経細胞から神経細胞にシグナルを伝えたり、酵素を働かせたりしているのです。

カルシウムはヒトの生死にかかわる重要なミネラルなので、細胞内や血液中のカルシウムが不足すると、ただちに不足分を補います。素早く骨からカルシウムが溶け出し、不足分を補うのです。これが、カルシウムが不足していたとしても発見しにくい原因となっています。

また、カルシウムが機能するにはマグネシウムが必要です。このため、カルシウム2に対して、マグネシウム1の割合で摂取することをオススメします。

カルシウムは、**アジ**、**イワシ**、**サンマ**などの魚類、**ハマグリ**、**シジミ**などの貝類、**昆布**、**ノリ**、**ワカメ**、**ヒジキ**などの海藻類、**ヨーグルト**、**チーズ**などの乳製品に多く含まれます。1日に必要なカルシウムの量は700ミリグラムとされていますが、1200ミリグラム摂ることをススメます。

幸いなことに、**植物の種子**にはカルシウムやマグネシウムが豊富に含まれます。だから、カルシウムやマグネシウムを同時に摂るには、毎日、種子をスプーン1杯食べるのと、マルチミネラルの併用がよいでしょう。

亜鉛――日本人に不足しがちな栄養素

亜鉛はすべての細胞に存在し、多くの酵素を助けています。それほど重要な亜鉛ですが、じつは不足しやすく、したがって、脳とからだの健康に最も影響を及ぼす栄養素でもあります。

亜鉛が不足すると、うつ、不安、多動、自閉、統合失調症、摂食障害などが起こりやすくなります。要するに、亜鉛不足は脳の健康を損ねるのです。

アメリカの子どもたちのほぼ半数が、食事からの亜鉛摂取が足りていないと報告されています。(16) 日本人はさらに深刻で、1日平均9ミリグラムの亜鉛を摂取していますが、この値はアメリカ人やイギリス人の1日の平均摂取量15ミリグラムの60パーセントにすぎません。(17) このことから**日本人の大多数は、潜在的に亜鉛欠乏症の状態にあることがわかります。**

亜鉛は、子どもの心身の成長を促進し、細胞を酸化から守るだけでなく、セロトニンやメラトニンの合成にも欠かせません。だから、健康な子どもでも亜鉛をサプリメントで摂取することをオススメします。

米国農務省のジェームス・ペンランド博士は、209人の中学1年生（女子111人、男子98人）を対象に1日20ミリグラムの亜鉛のサプリメントを10週間与え、その効果を報告しました。(18) それによると、試験開始から3ヶ月以内に、亜鉛を摂取した子どもは、摂取しなかった子どもや亜鉛1日10ミリグラムを摂取した子どもにくらべ、思考スピードが大幅に上がり、記憶力が高まり、集中力も長く続きました。

思春期、ストレス、感染、血糖問題など、子どもが成長する時、あるいは、体質的な理由により、大量の亜鉛が必要になることがあります。とりわけ12歳以上の男子は、より多くの亜鉛が必要です。亜鉛が精液に多く含まれているからです。

亜鉛不足の最もはっきりした兆候は、手の爪の白い線や斑点です。これは、ティーンエイジャーの男女に頻繁に見られる現象です。

亜鉛は**ナッツ類、植物の種子**に豊富。それから肉類や魚介類にも含まれていますが、いちばん多いのが**貝類のカキ**。１個のカキ（１００グラム）には約14・５ミリグラムもの亜鉛が含まれているので、積極的に食べるとよいでしょう。

第2章のまとめ

- 脳を柔らかくし、炎症を抑える必須脂肪酸オメガ3を積極的に摂取させましょう。オメガ3が不足するとADHDを引き起こすおそれもあります。
- 脳の神経細胞をつくるリン脂質が、子どもの知能を格段に高めます。
- 脳と体のもとになるタンパク質を十分に与えましょう。タンパク質を分解してできるアミノ酸の一部は、脳内伝達物質にモデルチェンジされます。
- 血糖をゆっくりと上昇させることで昼までエネルギーを保つことができ、子どもの心をおだやかにする「スローカーボ」を朝食に摂りましょう。果物もオススメですが、ドライフルーツには注意が必要です。
- 体内の生化学反応を進める酵素の力を引き出すのが、ビタミン・ミネラルです。特に、不足しがちなビタミンB群、マグネシウム、亜鉛をしっかり摂取させましょう。

第3章

子どもの脳に悪い食べ物

これを食べると子どもの落ち着きがなくなる

第2章で述べた通り、子どもの脳を最高のコンディションで働かせるには、血糖をゆっくり上げるスローカーボを食べさせることが望ましいといえます。では、その反対のことをすればどういうことになるでしょう?

子どもの大好きな甘い物をたらふく食べさせる、すなわち、子どもにケーキ、シュークリーム、アイスクリーム、菓子パン、コーラなど、砂糖の多い「クイックカーボ」をたくさん食べさせれば、どんな結果になるのでしょうか?

クイックカーボによって子どもの血糖が急激に上がり、それを下げるために、**インスリン**が一気に、しかも大量に放出されます。こうして血糖が下がりすぎます。ブドウ糖不足の脳はガス欠のため、正常に働きません。

しかも、脳はブドウ糖不足で危機的状況です。これがストレスとなり、副腎《ふくじん》から**アドレナリン**が放出され、交感神経を興奮させます。交感神経が興奮すると、膵臓《すいぞう》からグルカゴンというホルモンが放出され、血糖が上昇します。これで低血糖は解消されました。

しかし、アドレナリンは交感神経を興奮させるだけでなく、怒りも引き起こします。こうして、子どもは、疲労、イライラ、不安、頭痛などに襲われるのです。

さらに悪いことに、子どもはこの不快な症状を取り除くために、この問題を発生させた原因である砂糖をいっそう渇望するようになります。また同じサイクルがくり返されます。砂糖を渇望すればするほど、子どもの気分の変動幅が大きくなり、疲労、イライラ、不安、頭痛などに襲われ、ますます集中力が衰え、行動もおかしくなっていきます。まさに悪循環です。

このようにして、クイックカーボは落ち着きのない子をつくるのです。

クイックカーボは子どものIQを低下させる

クイックカーボは、子どもの気分と行動に悪影響を及ぼすだけではありません。子どものIQも低下させます。1983年、栄養学者アレックス・シャウス博士は、クイックカーボを多く摂取するほどIQが低下すると報告しました(1)。

シャウス博士は、子どもたちを砂糖や精製デンプンを多く摂取する順番に5群に分け、子どものIQをくらべました。その結果、砂糖や精製デンプンをいちばん多く摂取する群は、最も少なく摂取する群にくらべ、IQが25ポイントも低かったのです。

子どものIQを高めるためにまず第一にすべきは、白パン、甘いシリアル、菓子パン、ケーキ、シュークリーム、アイスクリーム、コーラなどの精製デンプンや砂糖たっぷりの食べ物を子どもから遠ざけることです。

これまでに多くの研究者が報告してきたことは、砂糖を大量に摂取すると、攻撃的行動、暴力、不安、多動、集中力の欠如、うつ、摂食障害、疲労、学習障害が起こりやすくなるということです(2)。

また、ADHDの子どもは、健常な子どもにくらべ、多量の砂糖を摂取していることが多いこともよく知られています。

もし、本当に砂糖がこれらの症状を引き起こしているのなら、砂糖の摂取量を減らせば、落ち着きのない子どもや非行少年の行動が改善するはずです。

このことを証明してくれたのが、カリフォルニア大学のステフェン・ションタラー教授です。少年院に入所中の男子（12〜18歳）の砂糖の摂取量を内密に減らしたところ、彼らの非行がふつうの食事の男性にくらべ、半減したのです。(3) 砂糖を減らせば少年の行動が改善することが明らかになりました。

ですが、これで話は終わりません。子どもの知能を高めるには、脳のガソリンであるブドウ糖を安定的に供給しなければなりません。このことをベントン教授が証明しました。1982年、同教授は、子どもの血糖が下がると、注意力と記憶力が低下し、攻撃性が増すと報告しました。(4) ですので、糖分を全粒粉ライ麦パン、リンゴやオレンジなどのスローカーボ食品で摂取することも大切なのです。

350ミリリットルのコーラには砂糖が39グラム入っている

清涼飲料水は「清くて涼しい飲み水」と書かれているので、健康にいい飲み物かと思うかもしれません。でも本当は、砂糖がいっぱいの「不健康ドリンク」なのです。**コーラなどの清涼飲料水は、子どもの脳に悪い食べ物の代表なのです。**

ある子は学校で落ち着きがなく、授業中もイスに静かに座っていられません。この子は、清涼飲料水やスポーツドリンクを毎日2〜3リットルも飲んでいたのです。授業に集中できないのは、清涼飲料水に含まれる大量の砂糖のため、血糖が急激に上昇したり、急激に下降したりというジェットコースター状態だったからです。血糖が急激に下がった時にアドレナリンが大量に放出されるので、イライラし、イスに静かに座っていられなかったのです。

清涼飲料水に含まれる砂糖の量をまとめてみました。たとえば、コーラの表示には、「製品100ミリリットル当たり炭水化物11・3g」と記載されています。1缶350ミリリットル当たり、39グラムの炭水化物が含まれていることがわかります。

「炭水化物」とは何のことかというと、化学的には、炭素、酸素、水素からなる物質を意味し、タンパク質や脂質と並んで三大栄養素のひとつです。しかし騙されてはいけません。このコーラに入っている炭水化物とは、「砂糖」のことなのです。

つまり、このコーラ350ミリリットル中には砂糖39グラムが入っているのです。さらに、オレンジジュースやアップルジュースでも約25グラムの砂糖が含まれています。要するに、清涼飲料水は「砂糖水」なのです。

フルーツジュースは健康にいいと思われるようですが、そうでもないのです。大量の

図表3－1　砂糖や糖類を多く含む飲み物
（2018年著者調べ、小数点以下は四捨五入）

	容量（mℓ）	砂糖・糖類（g）
コカコーラ	350	39
ペプシコーラ	350	42
ドクターペッパー	350	39
ファンタオレンジ	350	42
C.C.レモン	350	35
バニラフラペチーノ	610	58
ネクターピーチ（不二家）	250	28
オロナミンCドリンク	120	19
ファイブミニ	100	13
アミノサプリ	500	20
スーパー H_2O	500	16
レモンウォーター	500	28
DAKARAフレッシュスタート	500	21
オレンジジュース	240	24
アップルジュース	240	26

糖類が入っているからです。オレンジジュースやアップルジュースなどのフルーツジュースには、水を半分加えて飲むとよいでしょう。

砂糖の代わりに使われるブドウ糖果糖液糖とは？

砂糖は血糖を不安定にするだけでなく、依存性もかなり強いため、たくさん摂取してはいけません。では、砂糖ではなく、ブドウ糖果糖液糖（果糖ぶどう糖液糖とも表示される）ならたくさん摂っていいのでしょうか？　ノー。**ブドウ糖果糖液糖は、砂糖よりさらに悪いのです。**

１９７０年ころから、食品会社はサトウキビやサトウダイコンからつくられる砂糖の代わりに、トウモロコシを原料とする甘味料を使用するようになりました。トウモロコシのデンプンを酵素で処理するとブドウ糖果糖液糖ができます。通常、ブドウ糖果糖液糖にはブドウ糖と果糖が半分ずつ含まれ、砂糖に似た甘味があります。

そういうわけでブドウ糖果糖液糖は、清涼飲料水、パン、クッキー、シリアル、ソース、冷凍食品、加工食品、缶詰、ジャムなど、甘い物に多く入っています。

食品会社が甘味料を砂糖からブドウ糖果糖液糖に切り換えたのには、理由があります。第一にブドウ糖果糖液糖が砂糖よりずっと安価だからですが、これに加えて、砂糖より甘く、食品の加工がしやすく、食品の賞味期限がより長くなり、焼き物の食感と色をより長く保つことができるといういくつもの利点があるからです。

ブドウ糖果糖液糖は食品会社に大きな利益をもたらしましたが、消費者にとっては莫大な不利益となりました。アメリカでは、ブドウ糖果糖液糖の使用量は導入された１９７０年から１９９０年の20年間に10倍に増えましたが、それにともない肥満が激増したのです。(5) 低価格のブドウ糖果糖液糖を使用することで、食品会社は利益を損ねることなく、食品のサイズを大きくできたのです。**ピザ、ハンバーガー、ホットドッグ**など、アメリカの巨大サイズの食べ物は、ブドウ糖果糖液糖に支えられているのです。

私たちを一気に太らせる果糖

ブドウ糖果糖液糖は砂糖よりも太りやすい甘味料なのですが、その理由を考えてみましょう。

ブドウ糖果糖液糖を含んだ清涼飲料水は、砂糖を含んだものにくらべ、血糖をそれほど上昇させません。血糖の上昇によって放出されるインスリンが少なくてすみます。一方でインスリンは、細胞にブドウ糖を取り込ませてエネルギーをつくらせるだけでなく、満腹感を発生させるようにも働きます。しかし、**ブドウ糖果糖液糖を摂ってもインスリンが少量しか放出されず、あまり満足感が得られないので、過食を招き、太らせるのです。**

カリフォルニア大学のピーター・ハーベル教授は、果糖１００パーセントやブドウ糖１００パーセントで甘くした飲み物と、食事を摂取した時のホルモンの変化を報告しています[6]。結果はというと、果糖で甘くした飲み物と食事を摂取すると、砂糖で甘くした飲み物にくらべ、インスリンとレプチンの放出量が減少していました。

インスリンは満腹感を与えます。レプチンは食欲を低下させ、食べ物の摂取量を抑えるだけでなく、脂肪を燃やします。このため、インスリンとレプチンが減ると、たくさん食べることになり、さらに脂肪が燃えないので、劇的に太るのです。

そのうえ、果糖は直接に肝臓に送られます。肝臓で果糖はブドウ糖よりも迅速に脂肪に変換されるのです。

肥満になるのは、カロリーの過剰摂取と運動不足だけが原因であると信じられてきましたが、そうではありませんでした。ある種の食べ物、とりわけ果糖の摂りすぎが人を急激に太らせるのです。果物やフルーツジュースをたくさん摂取するのは、よいことではありません。

人工甘味料の安全性は疑問

砂糖が健康に悪いのなら、砂糖の代わりに人工甘味料を使用すればいいのではないか、と思った人もいるでしょう。しかし、次のことを覚えておいてください。

人工甘味料の安全性は十分に証明されている、と食品会社は主張しますが、アスパルテーム（商品名パルスイート）、スクラロース（商品名スプレンダ）、サッカリンNa（ふつう、サッカリンと言えばサッカリンNaを指す）、アセスルファムKなど、現在使用されている人工甘味料の安全性への疑問が投げかけられており、今も論争が続いているのです。(7)

人工甘味料の関連企業からカネを受け取っている研究者たちは、当然のことですが、人工甘味料が安全と主張します。しかし、人工甘味料の関連企業からカネを受け取ってない独立の研究者たちは、砂糖の代替品という人工的で不自然な「薬品」を使用するのではなく、自然のままの甘い物を選ぶように主張します。どちらの意見が信用できるかは明らかです。

アスパルテームは、アスパラギン酸とフェニルアラニンのメチルエステルがドッキングした化合物です。砂糖の１００〜２００倍の甘さがあります。日本では１９８３年に認可されていて、コーラを初めダイエット日的で多くの食品に含まれています。

アスパルテームの副作用は、たとえば、頭痛、けいれん、不安、うつ、めまい、体重増加、不眠、記憶障害、吐き気など90以上が知られています。

摂取されたアスパルテームは、メタノール、アスパラギン酸、フェニルアラニンに代謝されます。メタノールは果物や野菜にも含まれているから、アスパルテームは安全である、との主張があります。しかし、果物や野菜に含まれるメタノールはペクチンという食物繊維に包まれているため、腸管を安全に通過します。一方、アスパルテームから放出されたメタノールは、排泄を助ける物質に包まれていません。

メタノールは強力な神経毒であり、血液に乗って脳や骨髄など全身に運ばれます。メタノールは、アルコール脱水素酵素によってホルムアルデヒドに変換されます。ヒト以外の動物はホルムアルデヒドをそれほど有毒でないギ酸に変換します。しかし、ヒトではこの変換が進まず、ホルムアルデヒドが脳や神経系に深刻な被害をもたらすのです。

スクラロースは日本で１９９９年に認可された添加物です。砂糖の６００倍の甘さがあるため、ダイエット用の甘味料として清涼飲料水、ドレッシング、デザートなどに頻繁に使われます。スクラロースは、砂糖の分子中に3個の塩素が含まれている有機塩素系化合物です。

同じ有機塩素系化合物に農薬のＤＤＴ（ジクロロジフェニルトリクロロエタン）、環境ホルモンのＰＣＢ（ポリ塩化ビフェニル）、猛毒のダイオキシンがあることから、スクラロースはからだに好ましくない物質と理解できます。動物実験の結果から心配される副作用は、赤血球の減少、胸腺の萎縮、チロキシン（甲状腺ホルモン）の低下などです。

サッカリンNaは最も古くから存在する人工甘味料です。砂糖の３００〜４００倍の甘さがあり、砂糖の代わりに使われます。歯磨き粉、駄菓子、漬物などに使用されます。

サッカリンNaには発がん性がある、と聞いたことがあるかと思います。1970年にオスのラットにサッカリンNaを摂取させると、膀胱《ぼうこう》がんが発生するとの報告があったことから、「ヒトへの発がん可能性あり」に分類されました。(8)しかし1985年、疫学研究によってサッカリンNaと発がん性のつながりは見つかりませんでした。(9)ただ、これでサッカリンNaの健康リスクがなくなったわけではありません。多くの研究者はサッカリンNaを使用しないことを勧めています。

アセスルファムKは日本で2000年に認可された添加物です。砂糖の200倍の甘さがあり、パン、クッキー、清涼飲料水に使われます。他の人工甘味料と同じように、アセスルファムKも食欲のコントロール、体重、血糖のコントロールに悪影響を及ぼすのではないか、などと懸念されています。また、FDA（米食品医薬品局）によるアセスルファムKの認可を得るのに使われた、発がん性を調べる動物実験が不十分であると批判されています。(10)スクラロースと同じようにアセスルファムKも日本に導入されてまだ新しい添加物なので、摂取しないほうがよいでしょう。

合成着色料で多動が発生する

脳に有害という点では、食品添加物の合成着色料も負けてはいません。よく知られているのが、**タートラジン（黄色４号）**をはじめとする合成着色料です。イギリスにあるサリー大学のネイル・ワード教授は、ドリンクに添加されているタートラジンが、尿中に排泄される亜鉛の量を増やすことを発見しました(11)。

ワード教授は、何人かの子どもたちにタートラジンを添加したジュース、対照群の子どもたちに、タートラジンを添加しないジュースを飲んでもらい、尿中の亜鉛を調べました。その結果、タートラジン添加ジュースを飲んだ子どもたちの尿中の亜鉛レベルが、タートラジン無添加ジュースを飲んだ子どもにくらべ、高くなっていたのです。おそらく、体内でタートラジンが使われることを防ぐために、血液中の亜鉛がタートラジンを捕らえ、尿中への排泄を助けたのでしょう。

しかも同教授は、タートラジン添加ジュースを飲んだ子どもたち10人の心理と行動に異変が生じたことも報告しています(11)。

欧米では多くの親たちが、タートラジンに限らず、サンセットイエロー（黄色5号）、キノリンイエロー（日本不許可）、カルモイシン（日本不許可）、ポンソー4R（赤色102号）、アルラレッド（赤色40号）など6種類の合成着色料が子どもの脳に悪影響を及ぼすと主張してきました。

多くの多動児の自助グループが、これらの人工着色料を食品に添加しないように製造元に呼びかけたり、これらの合成着色料の使用を禁止する法律を制定するように政府に働きかけてきましたが、政府の動きはあまりに遅いものでした。そこで英国食品基準庁（FSA）は、サウサンプトン大学のジム・スティブンソン教授のグループに資金を提供し、研究を依託したのです。その結果が二つの論文となって発表されました。

ひとつめは2004年に発表されたもので、多動児1873人の食事から、タートラジン（黄色4号）に代表される合成着色料と安息香酸ナトリウム（保存料）のミックスを取り除いたところ、子どもたちの多動が減少したというものでした。[12]

もうひとつは、2007年に「ランセット」誌に発表されました。[13] 3歳児と8〜9歳児2297人に合成着色料と安息香酸ナトリウムのミックスを含んだジュースを6週間飲んでもらいました。

着色料と保存料は、子どもたちが日常食べている食品に含まれているものばかりで、その量は、1日1～2個のキャンディに含まれるものにほぼ等しい、というものでした。そして対照群には着色料と保存料を含まない、まったく同じ味のジュースを飲んでもらいました。

両群をくらべた結果はこうです。3歳児（153人）と8～9歳児（144人）のどちらのグループも、着色料と保存料を含んだジュースを飲んだ時、注意力のスパンが短くなりました。

スティブンソン教授はこういいます。**「合成着色料と安息香酸ナトリウムの摂取をやめると、多動児の症状が改善される。一方、健常な子どもが合成着色料と安息香酸ナトリウムを摂取すると、多動が発生する」**。

多くの清涼飲料水には合成着色料と保存料が含まれています。そのような清涼飲料水が子どもの脳を興奮させ多動を発生させることが明らかになりました。

親は、子どもの飲もうとする清涼飲料水のラベルを注意して観察すべきです。そして、カフェイン、砂糖、合成着色料、安息香酸ナトリウム（保存料）、ブドウ糖果糖液糖が含まれているなら、お子さんにその清涼飲料水を飲まないようにお話しするのがよいでしょう。

コーヒーは学業成績にマイナスの影響を及ぼす

コーヒーには、ティーンエイジャーの血糖のバランスを崩す物質がたくさん含まれています。このため**コーヒーは依存性があるだけでなく、まだ一般にはあまり知られていないのですが、知能も低下させます。**

オクラホマ大学のカービー・ギリランド教授は、コーヒーが学業成績にマイナスの影響を及ぼすことを報告しました(14)。

ギリランド教授はまず、同大学で心理学を専攻する159人の学生を対象に、コーヒーを飲む量に応じて、まったく飲まない、少なめ(1日1杯)、中程度(1日2~5杯)、多め(1日5杯以上)の4グループに分けました。

それぞれのグループごとに、うつ、不安の程度、学業成績を調べたところ、こんな結果が得られました。中程度と多めのグループはまったく飲まないグループにくらべ、うつと不安の程度が高まり、学業成績も低かったのです。

また、多くの研究者が単語を覚える試験をすると、カフェインを摂取した人の成績が低下することを報告していることから、子どもが試験の前に高得点を狙ってコーヒーを飲むのは、かえって逆効果になると予測されます。

カフェインは子どもの脳に悪いのか？

「なぜ朝、コーヒーを飲むのですか?」そう聞くとたいてい、気分がよくなる、元気が出る、目がさめるという答えが返ってきます。これは本当なのでしょうか?

コーヒーは脳を活性化するのか、それとも、コーヒーの主成分のカフェインが無くなったために生じる不快感、すなわち、離脱症状を軽減するために、気分がよくなるだけなのか。この疑問に答えたのが、イギリスのニコラ・リチャードソン博士です(15)。

同博士によると、コーヒー愛好家が1杯のコーヒーを飲むと、飲む以前より気分はよくなるが、コーヒーをまったく飲まない人よりも気分はよくならないことが判明しました。言い換えるなら、コーヒーを飲んでも、カフェインによる離脱症状が軽減されただけなのです。

これまでの多くの研究から得られた教訓は、子どもにコーヒーを飲ませてはいけないということです。**子どもにとってコーヒーは決してプラスになりません。**すべての依存症と同じように、摂取が長引くほど、クセをなおすのが困難になるからです。

もし、あなたが子どもに温かい飲み物を与えたいなら、カフェインや砂糖を含まないハーブティにしましょう。もし、子どもがすでにコーヒーやチョコレートを好むようになっていたら、それらに代わるものを与えましょう。子どもが頭痛などの離脱症状を起こすかもしれませんが、2~3日もすればおさまります。

脳を興奮させる物質を避けるべきか？

砂糖、ブドウ糖果糖液糖、精製デンプンだけが、血糖を不安定にするのではありません。カフェインのような興奮性物質もまた、これらの食品に劣らず、子どもの血糖を乱高下させます。

しかもカフェインは、前頭葉を興奮させ、食欲を抑えます。そのため、子どもはより食べ物の好き嫌いが激しくなり、朝食抜きも増えるようになります。

スーパーマーケットはカフェインを含んだ食べ物で一杯なので、ラベルを確認し、そのような食品をできるだけ購入しないようにしましょう。

注意すべき食品を以下にあげておきます。

コーラ

1缶のコーラ（350ミリリットル）や一部のエナジードリンクには、40〜60ミリグラムのカフェインが含まれています。これらのドリンクにはカフェインに加えて、砂糖、ブドウ糖果糖液糖もたっぷり含まれています。

キャンディ、スナック、チョコレート

キャンディ、スナック、チョコレートは、砂糖依存症とともに、今や巷《ちまた》にあふれています。砂糖いっぱいのこれらの菓子類は、血糖を不安定にするという点だけで十分に悪いのですが、チョコレートやココアにはテオブロミンという物質が大量に含まれている

ので、さらに悪いのです。

テオブロミンはカフェインほど強くはないけれども、脳を興奮させます。しかもチョコレートにはわずかですが、カフェインも含まれます。

要するに、砂糖と興奮剤が大量に含まれているチョコレートは、危険な依存性食品なのです。チョコレートをまったく食べてはいけないというのではありません。日常、子どもに食べさせるものではなく、特別な日だけに限定すべきなのです。**目安は1週間に1度でしょう。**また、幼児に大きなキャンディを与えてもいけません。

すでにチョコレート依存症になっている場合、それを治す最善の方法は、1ヶ月間、チョコレートを一切口にさせないことです。

コーヒー、茶

最近、コーヒーの消費量が増加しています。街のいたるところコーヒーショップがあるだけでなく、コンビニなどでも購入できるからです。

コーヒーにはカフェイン、テオブロミン、テオフィリンといった3種類の興奮性物質

図表3－2　飲料などに含まれているカフェインのミリグラム数（著者調べ）

コーラ	40～60
ミルクチョコレート	18
ダークチョコレート	66
コーヒー	100
カフェインレスコーヒー	0.3
ウーロン茶	30
緑茶	30
紅茶	90

飲料は150ミリリットルのカップ1杯中
チョコレートは100グラム中
コーラは350ミリリットル缶中

が入っています。脳を興奮させる度合いはカフェインが最強ですが、テオフィリンも正常な睡眠を妨げます。テオブロミンもカフェインに似た興奮作用がありますが、コーヒーにはわずかしか含まれていません。

だから、「カフェイン抜き」と謳《うた》っているコーヒーにも、カフェインにソックリの興奮性物質が含まれているのです。

茶はコーヒーよりカフェインの量が少ないので、まだましです。とはいえ、濃いめの緑茶には薄めのコーヒーと同程度のカフェインが含まれているから、要注意。

茶にはカフェインの他に、タンニンというポリフェノールの仲間が含まれています。タンニンはビタミンやミネラル、とくに鉄や亜鉛の吸収を妨げてしまいます。

トランス脂肪酸は脳に悪いのか？

多くの研究から、高脂肪食や高コレステロール食が、学習障害や記憶障害を引き起こすことが明らかとなっています。しかし脳にとって最悪なのは、**トランス脂肪酸**です。

トランス脂肪酸は、リノール酸など常温で液体の不飽和脂肪酸に、水素を添加して固体にした時にできてくる副産物です。

なぜ、トランス脂肪酸がいけないのでしょう？　食事から摂取されたトランス脂肪酸はやがて脳に運ばれ、しかもＤＨＡのすぐそばに入り込み、神経細胞の膜の働きを妨げます。こうして**トランス脂肪酸は、脳の思考プロセスを混乱させるのです。**トランス脂肪酸は、「狂った脂肪酸」なのです。

トランス脂肪酸の脳への悪影響については、動物を用いた実験結果が報告されています。サウスカロライナ医科大学のアン・グランホーム教授は、ラットを用いた迷路実験でトランス脂肪酸が脳にダメージを与えるという結果を発表しました(16)。

同教授は、人の60歳に相当する年齢の、同体重のラットを2グループに分け、一方に総摂取カロリーの10パーセントのトランス脂肪酸と2パーセントのコレステロール、もう一方に12パーセントのダイズ油を食べさせ、水の上に浮かぶ隠されたプラスチック製の避難場所を発見するのに両グループが要する時間をくらべました。すると、トランス脂肪酸を食べたラットは、12パーセントのダイズ油を摂取したラットの5倍も時間がかかったのです。

ヒトではどうでしょうか？　２０１５年、カリフォルニア大学医学部のヒートリス・ゴーロム教授が、トランス脂肪酸がヒトの記憶力を低下させるという結果を報告しました(17)。

被験者は、45歳以下の男性と女性の１０１８人。彼らに食事内容についてのアンケートに答えてもらい、単語を覚えるテストで記憶力を検査しました。

45歳以下の男性が覚えた単語は、平均86語でした。そして彼らが覚えた単語の数は、1日に摂取するトランス脂肪酸が1グラム増えるたびに０・76語ずつ低下していきました。これは、**トランス脂肪酸をたくさん摂取している人は、まったく摂取しない人にくらべ、思い出す単語が12語も少ないことになります。**

ゴーロム教授は、こういいます。「トランス脂肪酸は、男性が最も生産的な時期の記憶力を低下させる最も大きな要因である」。

これまでトランス脂肪酸の摂取が気分と行動に悪影響を及ぼすことが確認されていましたが、ヒトの記憶と認知力への影響については、これが最初の報告です。

ゴーロム教授はさらにこう話し、注意を促します。「トランス脂肪酸は食品の棚持ちを長くするが、人の棚持ちを短くします」。

この狂った脂肪酸がどんな食品に含まれているかというと、**マーガリン、ショートニング、マヨネーズ、ケーキ、クラッカー、ポテトチップス、トルティーヤチップス（メキシコ料理の「タコス」などに用いられる小麦粉の丸い薄焼き）、サラダドレッシング（オリーブ油を除く）、フライドポテト、チキンナゲット、シュークリーム**など。

これらの食品の摂取をできるだけ控えましょう。パンに塗るなら、マーガリンではなくバター、バターよりもオリーブ油が望ましいといえます。

日本の食品にはトランス脂肪酸がこっそり入っている

アメリカの食品業界は、消費者の動きに敏感に対応しました。アメリカのマクドナルドは、トランス脂肪酸をまったく含まない揚げ物用油に切り換えていくことを発表しました。クラフトフーズもトランス脂肪酸を含まないオレオビスケット、ペプシコもトランス脂肪酸フリーのドリトス（コーンチップ）の生産を開始しています。

アメリカ政府は、２００６年１月をもって食品会社にトランス脂肪酸の含有量を表示することを義務づけました。

一方、日本政府は、「日本人の平均摂取量は比較的少ない」といって、トランス脂肪酸の表示や含有量を示すことを義務づけていません。(18) これは、消費者を無視した態度である、と私は思います。

健康に直接に関わる食品の情報は、無条件で消費者に届けられるべきものです。トランス脂肪酸の含有量が多いか少ないかは、消費者自らが判断することであって、政府や食品会社の決めることではありません。

日本ではトランス脂肪酸が食品にこっそり入っているのです。この「こっそり」がいけないのです。日本の食品会社はトランス脂肪酸の含有量を自主的に公表すべきだ、と私は思います。公表しないことは、隠ぺいであり、消費者の利益を無視した商行為なのです。消費者は、自衛のためにトランス脂肪酸を含んだ上記の食品を摂取しない、購入しない心がけが肝心です。

糖質制限はビタミン・ミネラル不足を引き起こすか？

日本で「糖質制限食」ブームが続いています。これは、1972年にロバート・アトキンス博士が提案した「アトキンスダイエット」を輸入したものです。

糖質制限食は、通常1日2000キロカロリーを摂取する際に、1日2000～3000グラムである糖質の摂取量を1日20～100グラムと非常に少なくするというダイエット法です。こうすることで、糖質の代わりに脂質がエネルギー源として使われる状態（ケトーシスと呼びます）をつくり出すのです。

しかも、糖質の摂取を極端に抑えているので、血糖も上がらず、このためインスリンも大量に放出されないので、太らないと主張します。短期間（6ヶ月間まで）にやせられるというのは、その通りですが、12ヶ月以上にわたる長期のデータはほとんど存在しません。

では、このダイエット法を子どもに適用すべきでしょうか？　糖質制限食は、白米、ケーキ、ポテトチップス、ファストフード、キャンディ、菓子類、スナック類、コーラ、スポーツドリンクなどのクイックカーボだけでなく、野菜、果物、穀物などの糖質も摂取しないようにします。

ただし、あまりに糖質を制限すると栄養上の問題が起こります。たとえば、頭痛、筋肉痛、下痢、脱力感、気分の落ち込み、便秘などに襲われることが、よく知られています。なぜ、こんなことが起こるのでしょうか？

野菜、果物、穀物は、ビタミン、ミネラル、食物繊維の宝庫です。しかし糖質制限食はこれらの食品をあまり摂取しないので、このダイエット法を続けると、ビタミン、ミネラル、食物繊維が不足します。そのためにさまざまな健康問題が発生するのです。

スタンフォード大学医学部のクリストファー・ガードナー教授は、代表的なダイエット法を8週間続けた時の、ビタミン、ミネラル、食物繊維の摂取状況を調べた結果を報告しました[19]。

対象となったのは、アトキンスダイエット（糖質制限食、糖質17パーセント）、ゾーンダイエット（主要栄養素均等食、糖質42パーセント）、ラーンダイエット（カロリー制限、バランス食、糖質49パーセント）、オーニッシュダイエット（低脂肪食、糖質63パーセント）です。

結果は以下の通りです。アトキンスダイエット（糖質17パーセント）を続けると、ビタミン、ミネラル、食物繊維が不足することが明らかとなりました。たとえば、アトキンスダイエットを開始してから8週間たつと、栄養素が必要最低限に達していない人が多く見つかりました。ビタミンB_1は必要最低限の量の53パーセント、葉酸は48パーセント、ビタミンCは28パーセント、鉄分は30パーセント、マグネシウムは32パーセントという、問題視すべき栄養状態だったのです。

ビタミンとミネラルが不足すれば、酵素が十分に働かないので、生体の化学反応が円滑に進まず、エネルギー不足になります。脳とからだのエネルギー不足から、さまざまな健康被害が発生します。

そのうえ、食物繊維も大幅に不足していました。野菜や果物が不足するのだから、当然の結果です。アトキンスダイエットで1日に摂取する食物繊維は11グラムですが、この値は、糖質摂取量の最も多いオーニッシュダイエット（糖質63パーセント）の22グラムの半分にすぎません。糖質制限食を続けると便秘になりやすいことはよく知られていますが、それを裏付けるデータです。


脳のエネルギー源は主にブドウ糖です。**子どもの脳を健やかに育てるには、ブドウ糖の供給源である糖質の摂取は欠かせません。**ただし、血糖を急激に上昇させるクイックカーボの摂取をできるだけ減らし、その代わりにスローカーボを摂取することをオススメします。

脳の健康によい食べ物が、糖質が極端に少ない食べ物というわけではないのです。

養殖サーモンはなぜ危険なのか

脳に欠かせない栄養素のDHAは青魚、とりわけサーモンに豊富です。サーモンはスーパーなどで手軽に入手できるのでオススメといいたいところですが、ここに落とし穴があります。

健康にいいのは天然サーモンであって、養殖サーモンではありません。養殖サーモンはむしろジャンクフードに近く、食べてはいけない食べ物なのです。[20]

食品検査をしたところ、今日の養殖サーモンは世界で最も有毒な食品のひとつであることが明らかになりました。

養殖サーモンの何が問題なのでしょう？

2004年1月、インディアナ大学の科学者が、世界で流通している養殖サーモンを検査したところ、13種類もの「残留性有機汚染物質」が魚の身に含まれ、しかも、PCB濃度は天然産の8倍にも達していたことを「サイエンス」誌に発表しました。[21]

論文の著者はこういっています。「リスク分析をすると、養殖アトランティックサーモンを食べることは、健康への利益よりもリスクが高い」。

ＰＣＢは人体に有毒であることはよく知られています。国際がん研究機関とＥＰＡ（米国環境保護庁）は、ＰＣＢを「発がん性がある」のグループに分類しています。

また、ノルウェーにあるベルゲン大学の毒物学者ジェロム・ルジン博士がノルウェーで販売されている食品に含まれる毒物を検査したところ、養殖サーモンに含まれているＰＣＢ、ダイオキシンなどは、検査した他の食品の5倍にも達していました。この後、ルジン博士は養殖サーモンを口にしなくなりました。

養殖サーモンVS天然サーモン

養殖サーモンはほかにも問題があります。おかしいのは栄養成分です。天然サーモンの脂肪は5～7パーセントですが、養殖サーモンの脂肪は14・5～34パーセントにも達します。養殖サーモンには天然サーモンの2～5倍も脂肪がついているのです。この差は一目でわかります。

養殖サーモンの脂肪量が増えたのは、特別に加工された高脂肪のエサを与えられて育ったからです。

問題は脂肪の量だけではありません。脂肪の質にも問題があります。**天然サーモンは炎症を抑制するオメガ3が豊富なのに対し、養殖サーモンは炎症を促進するオメガ6が豊富なのです。**

その理由もわかっています。養殖サーモンのエサは、ダイズ、ナタネ油、サンフラワー油、コーングルテン、ウイートグルテン、パーム油、ピーナッツ油、マメ類です。いずれも、オメガ6が豊富に含まれています。そして、これらのエサは、天然サーモンが自然界で決して出くわすことのないものばかりです。

ゆえに養殖サーモンは、オメガ3とオメガ6の比率が偏っているのです[22]。たとえば、天然アトランティックサーモンの半身（198グラム）は、3996ミリグラムのオメガ3と341ミリグラムのオメガ6を含んでいます[23]。しかし、養殖アトランティックサーモンは4961ミリグラムのオメガ3と1944ミリグラムのオメガ6となっているのです[24]。

養殖サーモンのオメガ6は天然サーモンの5・7倍にも達しています。前述したように、ヒトの健康のためには、オメガ3とオメガ6の両方が必要ですが、理想的な比率は1：1です。

標準的な日本人の食事では、この比率はオメガ3：オメガ6＝1：4になります。この偏りが、多くの炎症性の病気を蔓延させている要因のひとつと考えられます。偏りのおもな原因は加工食品の大量摂取にありますが、養殖サーモンはこの不健康なアンバランスを助長するのです。

オメガ3が健康にいいことが知られるようになり、オメガ3の豊富なサーモンが大人気のようですが、健康にいいのは天然サーモンであって、養殖サーモンではありません。

健康的なシーフードを食べるには？

脳とからだの健康にいいシーフードを食べるようにしましょう。サーモンを食べるなら、国内の天然サーモン、天然アラスカベニザケ、アラスカサーモンをオススメします。

天然アラスカベニザケに高濃度の水銀やその他の毒物が含まれているリスクは低いと

いえます。この魚の寿命は3年と短いので、生物濃縮による毒物の蓄積は低いと考えられます。アラスカサーモン（アトランティックサーモンと混同しないこと）は養殖が禁止されているため、天然産しかありません。オメガ3が豊富で、汚染物質も少ないのです。

天然サーモンと養殖サーモンを見分けるコツをお伝えしましょう。天然サーモンの特徴はスリムなことです。身の間に見える脂肪層のマークが狭いのです。**もし魚が薄いピンク色で脂肪層が広いなら、そのサーモンはたぶん養殖です。**アトランティックサーモンはほぼ確実に養殖なので、避けるのが望ましいです。

サーモン以外では、イワシ、サンマ、サーディンなど、寿命の短い小型の青魚を食べましょう。一般的なルールは、汚染物質の蓄積量は食物連鎖の下にいるほど少ないということ。バルト海産の魚は非常に汚染されているので、避けましょう。ですから、デンマーク、スウェーデン、ロシアから輸入される養殖サーモンは特に要注意です。

それから、ニシン、イワシ、イカもオススメです。タラコ、スジコなど魚の卵はミトコンドリアの膜をつくるリン脂質が豊富です。

第3章のまとめ

- 砂糖の多い「クイックカーボ」をたくさん食べさせると、子どもは落ち着きがなくなり、IQも低下します。
- 清涼飲料水はなるべく控え、フルーツジュースも水で薄めて飲ませましょう。
- 砂糖の代わりに使われるブドウ糖果糖液糖は過食を招きます。
- タートラジン（黄色4号）などの合成着色料により多動が発生します。
- コーヒーを飲んで気分がよくなるのは、離脱症状が軽減されたため。子どもがコーヒーを飲むと学業成績にマイナスの影響を及ぼします。
- チョコレートは危険な依存性食品。目安は1週間に1度。
- トランス脂肪酸はヒトの記憶力を低下させます。
- 糖質制限食で、ビタミンとミネラル、食物繊維が不足しやすくなることに注意しましょう。
- PCBなどの有害物質が多く含まれており、オメガ3よりもオメガ6のほうが豊富な養殖サーモンは、健康にいい魚とはいえません。

第4章

子どもに薬を飲ませても問題ないのか

【インフルエンザ薬とカゼ薬】

発熱したら解熱薬を飲ませるべきか？

子どもが熱を出すと親は心配になります。できるだけ早くわが子の健康を取り戻したいと思います。多くの親は子どもの熱を下げようと病院に連れて行き、薬を飲ませます。

それは本当に、子どもの健康という目的にかなったことなのでしょうか？　そもそも、なぜ、ウイルスや細菌など病原体の感染が起こると発熱するのでしょうか？

発熱にはいくつもの効果があります。

- 病原体の増殖スピードを低下させる
- 免疫系の細胞（白血球）の増殖スピードが高まる

- 体内の化学反応のスピードが上がり、免疫系が病原体を撃退する能力が高まる
- 体内でインターフェロンという物質がつくられ、ウイルスを殺す
- 休養を促す

私たちのからだは、発熱によって敵である病原体の増殖を抑えて数を減らすと同時に、味方である免疫系の細胞を増やし、インターフェロンをつくることで、病原体を撃退するのです。

そして、発熱による忘れてはならない効果が、**休養**です。そもそもカゼをひくのは、疲労が蓄積し、免疫力が低下したことが原因です。子どもだけでなく、すべての人の周りには病原体がたくさんいます。

それでも、私たちはめったに病気にならないのは、免疫系がこれらの病原体をやっつけているからです。しかし免疫系が弱くなると、病気になります。その代表が、カゼやインフルエンザなのです。

カゼを引いても休まず、無理に活動を続ける人がいます。それは決して褒められる行為ではありません。むしろ危険な行為であることを知っておきましょう。無理に活動を

続けることで、疲労がさらに蓄積し、より重い病気にかかる可能性があるからです。

発熱は、私たちに危険を知らせる信号です。無視してはいけません。発熱したら休みましょう。そうすれば病原体と戦うための体力を回復することができます。きっと重い病気にかからないですむでしょう。

発熱が感染症と戦うためのからだの重要な防御機能のひとつということが広く理解されるようになってから、欧米では臨床現場での治療も変化しました。長年にわたりニューヨークタイムズ紙で健康記事を執筆してきたジェーン・ブラディ氏は、1982年に同紙で、こう述べています。[1]「小児科医を含む多くの医師は、それほどの高熱でない限り、患者に薬を飲ませるのをやめ、放置するように勧めている。病気を早く治すためである」。

健康を守るポイントは、熱を下げないことです。発熱が健康に有益なことは、2000年以上も前から知られています。歴史的にも、多くのがんや結核の患者は、「発熱療法」で治療され、回復してきたのです。[2]

しかし、１８９７年のアスピリンの合成に端を発し、アスピリンやその他いくつかの物質が熱を迅速に下げることが知られるようになると、発熱についての医学的な見解が劇的に変わりました。

製薬会社は、西洋医学を信奉する医者と一般大衆に向けて熱を下げねばならない、と果敢な宣伝活動を行い、大勢を説得することに成功したのです。果敢な宣伝活動とは、要するに、プロパガンダです。熱を下げるために、アスピリンを飲むだけでなく、冷水の風呂に入る、からだをアルコールで拭くなどの過激な手段さえ奨励されるようになったのです。

話を戻します。そもそも解熱薬は、カゼやインフルエンザの原因であるウイルスを撃退する能力を持っていません。**原理的に解熱薬はウイルスに効きません。**解熱はウイルスの増殖を助け、からだの自然の防御をわざわざ抑制する行為です。

過去には、感染による発熱のときにはアセトアミノフェン、イブプロフェンに代表される解熱薬が当然のごとく患者に与えられたものですが、発熱の利点が明らかになったいまでは、**欧米の多くの医師は、発熱を抑えるのではなく、そのまま放置しているので**

す。

いわゆる熱を下げる治療が、病気からの回復を遅れさせていることが判明しているからです。もちろん、例外はあります。極端に珍しいことなのですが、たとえば、40度を超える熱が6時間以上続く、あるいは生後4ヶ月未満の赤ちゃんが発熱したなどです。

熱が出るのは、からだが病原体をやっつけようと必死に戦っている証拠です。発熱はからだを守る防御反応ですから、熱を下げるのは、病気を長引かせることになります。

アスピリンを子どもに飲ませていいの？

しかし体温が40度を超える場合、あるいは発熱によって患者の症状が悪化する病気をわずらっている場合、解熱薬が利用されます。もし高熱が治療されないと、代謝速度が大幅に上昇するため、心臓は鼓動を速め、水分が速く失われます。

水分といっしょに失われるのが、ナトリウム、カリウム、カルシウム、マグネシウムといった電解質（体内のイオン）です。電解質の濃度が低下すれば、脳内や心臓における情報伝達が止まってしまいます。とりわけ、子どもではけいれんが起こりやすくなります。

このため、心臓に病気のある人、体液や電解質のバランスに問題のある人、子どもでは高熱が出た時に、解熱のためにアスピリンよりも弱いアセトアミノフェンを服用することが多いのです(3)。

注意してほしいのは、アスピリンを15歳未満の子どもに服用させてはいけないことです。アスピリンは、ライ症候群という脳症を引き起こす可能性があるからです。ライ症候群とは、インフルエンザや水痘《すいとう》（水ぼうそう）による発熱時に15歳未満の子どもがアスピリンを服用すると、まれに嘔吐、意識障害、肝臓障害などを起こし、死亡率が高くなることを指します。

アメリカでは、1986年にFDAが解熱を目的として子どもにアスピリンを飲ませないように警告を始めたことにより、1980年に555人だったライ症候群の発症者が1994年には2人に激減しました。日本でも1998年からアスピリンを15歳未満の子どもに飲ませないように規制したことで、ライ症候群の発生は年100～300人とやや減少しましたが、アメリカほどの劇的な効果が得られませんでした。

日本では、アスピリンよりも強い解熱薬であるジクロフェナク（商品名ボルタレン）、メフェナム酸（商品名ポンタール）を使っていたから、ライ症候群の発生が続いたと推測されます。

そして日本では1990年ころからインフルエンザシーズン中の脳炎・脳症が多発しました。これを、「インフルエンザ脳症」と呼んでいます。しかし、欧米などではインフルエンザシーズン中に脳炎・脳症が多発することはありません。

「インフルエンザ脳症」はインフルエンザウイルスが原因と思いがちですが、発症者の脳内からインフルエンザウイルスが検出されたことはありません。インフルエンザ脳症は、発熱というからだを守るしくみをジクロフェナク、メフェナム酸といった強力な解熱薬によって無理に抑え込もうとしたことへの反動によって引き起こされた薬害と思わずにはいられません。

そういうわけで、子どもにはアスピリン、ジクロフェナク、メフェナム酸、イブプロフェン、ロキソプロフェン、インドメタシンといったＮＳＡＩＤｓ（非ステロイド性抗炎症薬）を飲ませないようにしましょう。

カゼの時に抗生物質を飲んでいいのか？

カゼは、ウイルスが上気道（鼻や喉《のど》）に感染することで起こる急性の炎症性の病気の総称です。もちろんインフルエンザもカゼの一種です。その症状は、くしゃみ、鼻水、鼻づまり、のどの痛みなどに始まり、これに微熱、頭痛、全身のだるさが加わります。ふつうのカゼなら４～５日も寝ていれば回復します。

カゼを引き起こすウイルスは１００種類を超えますが、おもなものは、ライノウイルス、コロナウイルス、アデノウイルス、インフルエンザウイルスなどであり、どれも温厚なウイルスばかりです。このようにカゼはひとつのウイルスではなく、さまざまなウイルスが原因で起こりますが、症状はたいてい同じなので一括して「カゼ」、「感冒《かんぼう》」あるいは「カゼ症候群」と呼びます。

日本ではカゼで病院に行く人が多く、病院では抗生物質が頻繁に処方されます。アメリカでは、カゼで病院に行く人を見たことがありません。もちろん、アメリカの医者はカゼに抗生物質を処方しません。なぜでしょうか？　**抗生物質は細菌の増殖を抑える、**

あるいは殺す薬であって、ウイルスには無効だからです。

抗生物質がカゼのウイルスを殺せないにもかかわらず、なぜ、日本では処方され続けるのでしょう？　抗生物質がウイルスに効かないことを医者が知らないからでしょうか。あるいは、患者がそれを望んでいるからでしょうか。あるいは、いちいち患者に説明するのが面倒で時間がかかるから、とりあえず、抗生物質でも出しておこうといったところでしょう。

それで何がいけないのでしょう？　抗生物質を飲み続けると、細菌は生き残るために変異し、耐性菌が誕生します。運悪く、この耐性菌に感染して病気になると、抗生物質を飲んでも効きません。抗生物質を使って治さねばならない感染症が、耐性菌の発生のために、治らない病気になってしまうのです。非常に困ったことです。

だから、カゼの時に抗生物質を飲んではいけないのです。

市販のカゼ薬なら飲んでいいの？

アメリカでは、カゼやインフルエンザで医者に行きません。しかし、日本では平気で医者に行きます。また、日本ではマスクをする人が多いのですが、アメリカでこんな人を見かけません。

マスクでカゼを防ぐことは難しいのです。その理由の一つとして、ウイルスはドアノブを介して伝わることが挙げられます。すなわち、感染者が触れたドアノブにウイルスが付着し、次に、このドアノブに触れた非感染者に伝わるのです。

日本では、カゼの症状にしばしば処方されるのがＰＬ顆粒という総合カゼ薬で、その効果は、解熱、鎮痛、筋肉やノドの痛みを軽減することです。ＰＬ顆粒の成分は、解熱、鎮痛、それから抗ヒスタミン系の抗アレルギー薬です。

ここに問題があります。慢性アレルギーの治療に、抗アレルギー薬を服用している子どもが増えています。彼らがＰＬ顆粒を飲むと、抗ヒスタミン系の薬を大量に体内に取り込むことになり、**眠気、倦怠感、腹痛、口の渇き、嘔吐《おうと》、めまい、錯乱などが起こりやすくなります。**

また医者は、カゼの患者に症状を抑える薬を頻繁に処方します。発熱、頭痛、筋肉痛には解熱鎮痛薬、鼻水や鼻づまりには鼻炎用薬、せきを止める鎮咳薬《ちんがいやく》、痰《たん》を抑える去痰薬《きょたんやく》、気管支が敏感になっているのを鎮めるための抗アレルギー薬。なんと大げさな！

たかがカゼに、薬のてんこ盛りでの対応となります。カゼなら4~5日も寝ていれば回復します。

こういったカゼのさまざまな症状を和らげるために、病院に行かずに、薬局で**「総合感冒薬」**を購入する人もいます。

市販されている総合感冒薬には、せきを止める薬、熱を下げる薬、鼻水を止める薬、眠気を抑える薬などが含まれています。子どもがせきをするからといって総合感冒薬を飲ませると、不要な薬まで摂取させることになるのです。子どもに総合感冒薬を飲ませる必要はありません。

前に述べたように、解熱鎮痛薬としてアスピリン、ジクロフェナク、メフェナム酸などのＮＳＡＩＤｓを含んだカゼ薬も、子どもに服用させないようにしましょう。

それから、ＮＳＡＩＤｓは痛み止めとして、アメリカや日本をはじめ世界中で頻繁に服用されています。これまでＮＳＡＩＤｓは胃に障害を引き起こしやすいことはよく知られていましたが、最近、心臓発作のリスクを高めることが確認されました[4]。ＮＳＡＩＤｓを服用しないのがよいでしょう。頭痛がひどい時は、アセトアミノフェンを使うことを提案します。

せき止め、下痢止めは必要なの？

せきはからだを守るための防御反応で、気管支の中に入りこんだ細菌やウイルス、痰をからだの外に追い出します。せきはからだをきれいにします。せきを止める薬を鎮咳《ちんがい》薬《やく》といいますが、鎮咳薬を服用すると、痰の排泄が妨げられます。

鎮咳薬として頻繁に使われるのが、**デキストロメトルファン**（商品名メジコン）や**コデインリン酸塩**です。どちらの薬にも副作用があります。

デキストロメトルファンの副作用は、嘔吐《おうと》、吐き気、運動失調、錯乱、興奮、幻覚、呼吸困難、めまい、ショック、アナフィラキシーなど。コデインリン酸塩の副作用は、呼吸困難、錯乱、気管支けいれん、脱力感、腸閉塞、せん妄など。そしてコデインリン酸塩やジヒドロコデインリン酸塩などコデインを含んだ薬は呼吸抑制が強いので、アメリカでは12歳以下の子どもの服用を禁止しています(5)。

しかし、日本でコデインは市販のカゼ薬やせき止めシロップに広く使われています。

呼吸困難になるかもしれませんので、服用を避けましょう。

下痢は便が水のようになる、あるいは柔らかい液体のようになった場合を指します。下痢が起こる原因には、腸内にウイルスや細菌などの病原体が侵入する、腸内に大量の水や脂肪が蓄積する、あるいはストレスが蓄積する、などが挙げられます。

多くの下痢は、一刻も早く病原体、大量の水や脂肪を体外に出そうとする防御反応です。だから、薬で下痢を止めると治りが遅くなります。

下痢によく使われるのが、**ロペラミド**（商品名ロペミン）という下痢止めです。ロペラミドは腸管の神経に働きかけ、腸のぜん動運動を抑制すると同時に、腸管からの水分の吸収を促進し、下痢を止めます。

しかし、下痢が止まったおかげで、大量の水や脂肪など原因となる物質の排除が遅くなります。とりわけ、ウイルスや細菌による感染症では、病原体の排泄が遅れるため、症状が悪化したり、治りが遅くなります。そのほかにも、ロペラミドには腸の動きが止まる腸閉塞、ショック、アナフィラキシーといった副作用があります。

下痢で怖いのは脱水症状です。そうならないように、ぬるま湯を飲ませたり、粥《かゆ》を食べさせて、安静にさせましょう。

カゼをひいた時に痰がよく出ます。痰を排泄するのが去痰薬《きょたんやく》で、**カルボシステイン**（商品名ムコダイン）や**アンブロキソール**（商品名ムコソルバン）がよく使われます。しかし、薬には副作用がつきものです。

どちらの薬にも、発疹《ほっしん》、痒《かゆ》み、だけでなく、黄疸《おうだん》、ショック、アナフィラキシー、スティーブンス・ジョンソン症候群（皮膚粘膜眼症候群）、肝機能障害などもあらわれることがあります。スティーブンス・ジョンソン症候群では、全身に赤い発疹、やけどのような水ぶくれなどの激しい症状があらわれ、口や眼などの粘膜がただれます。

要するに、**せきを止める鎮咳薬、下痢止め、去痰薬は服用しないほうがよいのです。**

タミフルはウイルスの増殖を抑えるだけ

インフルエンザの特徴は、ふつうのカゼよりも高熱（38～40度）が出て、激しい頭痛、筋肉痛、ひどい疲れが起こることです。インフルエンザに頻繁に処方されるのが、**タミ**

フル（一般名オセルタミビル）、**リレンザ**（一般名ザナミビル）、**イナビル**（一般名ラニナミビル）です。

タミフルは1999年にアメリカのFDA（米食品医薬品局）によって承認され、2000年に日本の厚労省でも認可されました。それ以後、タミフルという商品名で輸入販売されています。飲み薬が好まれるせいか、国内・国外ともにタミフルが吸入薬のリレンザやイナビルにくらべ、圧倒的なシェアを獲得してきました。とりわけ、わが国におけるタミフルの消費量は世界シェア全体の7割を超えるというから、驚きです(6)。

では、タミフルの効果はどれほどでしょう？　信頼性に定評のある国際的な医療評価機関「コクラン共同計画」が、タミフルの効果を評価しました(7)。それによると、**タミフルを服用すると、症状を示す期間が7・0日から6・3日に0・7日減少するようです。**しかし、飲んだからといって入院期間は減りません。一方、リレンザでは症状を示す期間が6・6日から6・0日に0・6日の減少というもの。療養期間は減りません。

一般的に処方されるタミフルもリレンザも、インフルエンザに効かないのです！　**タミフルはウイルスを殺すのではなく、ウイルスの増殖を抑えるだけですから、たいした**

効果がないのは当然です。

しかもタミフルには、子どもに異常行動や突然死といった重大な副作用を引き起こす疑いがかけられています。タミフルを服用するということは、７日も安静にしていれば治るインフルエンザの症状を１日短くして６日にするために、子どもに重大なリスクを負わせるという選択です。

しかも、タミフルの使いすぎのせいで耐性ウイルスが出現しています。これでは、症状を短縮する効果も減少してしまうでしょう。やはり日本１国だけで薬の使用量が７割以上を占めているという現状は、明らかに異常なのです。

タミフルで異常行動が起こる

日本でもアメリカでも、タミフルを飲んだ後に、異常な行動や突然死をする子どもが相次ぎました。

２００４年２月、17歳の男子はタミフルを服用して１時間30分後に嘔吐し、家人が留守の間に家を出て雪の中を走り、線路を越えて国道に出て、走ってきた大型トラックに飛び込んで死亡。服用して3時間30分後の出来事でした。

2005年2月、14歳の男の子はタミフルを服用後、自宅のベッドで寝ていたはずでしたが、9階から転落し死亡しました。服用して2時間後の出来事でした。

2005年2月の午前中、3歳の男の子はタミフルドライシロップを服用しました。その後はわりと元気に遊び、昼食も食べ、眠りにつきました。しかし午後から頭が痛いと泣き出し、約1時間後に泣き疲れて眠りました。そして、呼吸が止まってしまい、救急車で病院に運ばれましたが、到着時には心肺停止の状態でした。服用して約3時間後の出来事でした。翌日、死亡。

最近になっても、インフルエンザの治療薬を服用した後に、異常な行動をする子どもたちが後を絶ちません。**厚労省の副作用報告によると、2016／2017シーズンにインフルエンザの治療薬を服用した患者のうち、飛び降りや転落につながる異常行動がタミフルで38件、リレンザで11件、イナビルで5件の計54件あったと報告されています。**(8)

54件というのは、あくまでも厚労省に報告された件数です。実際の件数は、この数倍に達するでしょう。インフルエンザの治療薬を子どもに服用させてはいけないというのが、私の結論です。

では、子どもがカゼやインフルエンザにかかったらどうすればいいのでしょうか？

次のように対処することをオススメします。

●ゆっくり休ませる
●もし寒気があれば、厚着をする、カイロをつけるなどして体を温める
●解熱薬を使わない。どうしても熱を下げたいときは、アセトアミノフェンを使う
●抗生物質を使わない（効かない）
●抗インフルエンザ薬を使わない（効かない）

〈抗生物質〉

なぜ、私たちは微生物に囲まれても病気にならないのか？

私たちは微生物といっしょに暮らしています。これを共生と呼んでいます。病原菌を含め細菌は、からだの皮膚、目、口、鼻、のど、腸内だけでなく、尿路や生殖器の入り口にも棲《す》んでいます。

たとえば、皮膚の表面にはブドウ球菌やアクネ菌などが棲んでいます。そしてヒトの腸内には、約3万種類、数にして約100兆個もの細菌が棲みついているのです。この、ヒトの腸内に棲んでいる細菌のことを「腸内細菌」と呼びます。

腸内細菌の重さの総量は約1・5キログラムにも達します。これは大便の重さの3分の1にも相当します。このように私たちと共生している細菌のことを「常在菌」といいます。

なぜ、私たちは細菌に囲まれていても病気にならないのでしょう？

からだにはさまざまな防衛網が備わっています。全身を覆う皮膚は、病原菌の侵入を防ぎます。鼻、喉、胃の粘膜を覆っている粘液はそのネバネバで病原菌を捕らえます。胃の強い酸性（pH＝1〜3）は、口から侵入してくる病原菌を殺します。

たとえ胃の強い酸性で死なない病原菌が腸内にやってきたとしても、腸内にはすでにたくさんの腸内細菌が棲み着いているので、新参者の病原菌が増殖するのは困難です。こういった強力な防衛網が幾重《いくえ》にも敷かれているおかげで、私たちはそう簡単に感染症にかからないのです。

なぜ感染症にかかってしまうのか

それでも、まれに私たちは感染症にかかることがあります。からだの防衛網が破られた時です。皮膚、目、口、鼻、喉、腸の粘膜にキズがつくと、そこから細菌が血液の中に侵入するのです。からだの危機です。

危機を知らせるために、患部から**ヒスタミン**という物質が放出されます。ヒスタミンを検知した免疫系は免疫細胞を増殖させます。こうして免疫細胞は**活性酸素**という毒物を放出し、細菌を爆撃します。細菌は死にます。しかし爆撃によって細菌だけが死ぬのではなく、とばっちりで、からだの組織にも被害が出ます。

こうして、発熱、発赤、腫れ、痛みなど、いわゆる**炎症**が起こります。**炎症が起こるのは、免疫系が私たちを守るために細菌と戦っている証拠なのです。**免疫系が細菌を撃退すれば、何事もなく済みます。たいてい、免疫系の働きだけで細菌をやっつけることができます。

しかし、まれにからだに備わる免疫系だけでは細菌を撃退できないこともあります。免疫系の力が弱い場合がそうです。

この場合、援軍に抗生物質を使います。かつて抗生物質は「微生物がつくり、他の微生物の成長と増殖を妨げる物質」とされていました。しかし最近では、微生物によってつくられたものだけでなく、化学的に合成されたものでも、とにかく微生物の成長と増殖を妨げる物質であるなら、なんでも抗生物質と呼ぶようになりました。

抗生物質は、必要な時だけ利用するもの

抗生物質は、細菌による感染症には、よく効きます。特効薬といってもいいでしょう。なぜよく効くかというと、**細菌細胞は、ヒト細胞とは構造も性質もずいぶん異なるからです。**この点を利用し、抗生物質はヒト細胞には無害で、細菌だけを選択的にやっつける素晴らしい効果を発揮します。

たとえば、細菌細胞には膜を包む壁がありますが、ヒト細胞にはありません。また、細菌の遺伝子とヒト遺伝子は構造がかなり異なります。タンパク質を合成する装置も、ヒトと細菌では異なります。

そこで、細菌細胞の壁をつくらせないようにしたり、細菌のＤＮＡの複製やタンパク質の合成を妨げたりすることによって、細菌が増殖するのを抑えるのです。

とりわけ抗生物質が威力を発揮するのは、傷口から細菌感染が起こっている場合、細菌によって全身に強い炎症が起こっている場合です。

たとえば、扁桃腺炎《へんとうせん》、蓄膿症《ちくのうしょう》、細菌性の肺炎、腎臓への感染症、皮膚への深刻な感染症

の治療に、抗生物質は有効です。

抗生物質は、必要な場合だけ利用するものです。念のためというだけで、カゼの時に抗生物質を飲んではいけません。不要な抗生物質を使用することは、耐性菌を生み出し、抗生物質を必要とする感染症に効く薬を失わせる危険な行為です。

有効な抗生物質が見つからない「耐性菌」を生まないために

かつて死の病と恐れられていた結核と肺炎さえ、抗生物質の貢献などにより、今では治る病気になりました。

しかし、細菌は必死に生きようとします。すなわち、**細菌は遺伝子を変え、抗生物質が存在していても死なずに増殖できるように、変身するのです。**

こうして生まれた細菌が耐性菌です。耐性菌に感染しても、有効な抗生物質を見つけ、それを服用すれば治ります。しかし、もし有効な抗生物質が見つからなければ、手の打ちようがありません。

では、どうすれば耐性菌の発生を抑えられるのでしょう？　**まず、抗生物質の使用を**

必要な時だけに限定することです。次に、もし抗生物質を使用するなら、服用量と服用期間を十分にとり、しっかりと病原菌を殺すことです。症状が改善したからといって服用をやめると、まだ生き残っている病原菌が耐性を獲得し、盛り返します。

それから、できるだけ「狭域」抗生物質を選びます。抗生物質には、広い範囲の病原菌に効く「広域」と、狭い範囲の病原菌に効く「狭域」があります。「広域」は病気を引き起こす細菌だけでなく、それ以外の無害な細菌もいっしょに殺すため、耐性菌が発生しやすくなります。ですから、病気の原因菌だけを殺す「狭域」抗生物質を利用し、「広域」はなるべく避けるのがよいでしょう。

抗生物質を飲むときは、プロバイオティクスをいっしょに飲もう

抗生物質は病原菌を退治してくれますが、それと同時に、多くの病原性のない細菌も痛めつけます。抗生物質は皮膚、腸内などに住む常在菌も殺すのです。

常在菌が著しく減ると、これに代わって別の細菌がやってくる、それまでひっそりと生きてきた細菌が急激に勢力を伸ばし、悪さをするなど、困ったことが起こります。こ

れが**菌交代症**です。

たとえば、ふだん膣内《ちつない》で常在菌によって抑えられていたカンジダなどの悪玉菌がはびこりはじめ、カンジダ膣炎の痒みに苦しむことがあります。また、抗生物質が腸内細菌の「いい子」の菌を殺してしまうと、それまで抑えられていた「悪い子」が増殖し、腸内環境が悪化します。腸内細菌の種類や数が減ったり、細菌のバランスが崩れて小腸粘膜を形成する細胞をつくるのが間に合わなくなったりします。こうして、腸に穴が開く**リーキーガット**が起こるのです。

このため、**抗生物質を服用する際には、乳酸菌やビフィズス菌などのプロバイオティクスをいっしょに飲むとよいでしょう。**これらの菌は、生きていても死んでいても腸に届けば、腸内環境を改善します。

抗生物質による副作用

どんな薬にも副作用があります。軽いものから重いものまで、その頻度もさまざまですが、抗生物質の副作用は被害が大きいといえます。よく見られる副作用は、**薬疹**《やくしん》、**下**

痢、腹痛です。お薬手帳に副作用の生じた薬の名前と症状を記録し、お子さんを病院に連れていく際に医者に提示しましょう。

薬疹は、抗生物質を服用して起こる発疹や皮膚炎です。薬疹は飲んですぐに起こると思われがちですが、その多くは飲んで1～7日後に起こります。

薬疹があらわれたら、直ちに服用を中止してください。

薬疹は薬が体内から出て行けば、消えます。薬疹があらわれたことのある抗生物質は、その後、2度と使用してはいけません。

抗生物質を服用すると下痢しやすくなります。抗生物質は腸内細菌も殺し、腸内環境を悪化させるので、下痢が起こるのは驚くことではありません。

腸内環境を守ろうと、抗生物質といっしょにビフィズス菌や乳酸菌、酪酸菌が処方されることがあります。**ビフィズス菌や多くの乳酸菌は胃酸に弱いため、空腹時（pH1～2）に飲むと死滅しやすくなります。**食後に飲めば、胃のpHが4～5になっているので、乳酸菌は死滅することなく腸に届きます。

それから抗生物質で死なない耐性乳酸菌（ラックビーRやビオフェルミンR）が処方さ

れることがあります。しかし、ラックビーRは牛乳アレルギーのある人にアナフィラキシーを起こすことがあります。牛乳アレルギーのある人は、飲んではいけません。

腹痛は、エリスロマイシン、キノロン系、テトラサイクリン系の薬を服用した時によく起こります。ここまでが軽い副作用です。しかしまれに、アナフィラキシー、重症薬疹、大腸炎などの重い副作用も発生します。

アナフィラキシーとは

アナフィラキシーは、アレルゲンに触れて短時間に全身にアレルギー症状が出ることを指します。初期には皮膚のかゆみ、じん麻疹、声のかすれ、くしゃみ、息苦しさ、動《どう》悸《き》が起こります。のどが腫れることで気道が塞がれ、呼吸ができなくなります。酸素が足りなくなるにつれ、意識の混乱、血圧の低下が起こり最悪の場合、死ぬこともあります。

薬疹でとりわけひどいのが、重症薬疹と呼ばれるもので、その代表が、**スティーブンス・ジョンソン症候群**（SJS、皮膚粘膜眼症候群）と**ライエル症候群**です。

これらでは、全身に赤み発疹、やけどのような水ぶくれなどの激しい症状があらわれ、口や眼などの粘膜がただれます。体表の10パーセント未満の皮膚にできるのがSJS、それ以上の場合がライエル症候群です。

抗生物質以外では、ＮＳＡＩＤｓや抗てんかん薬も重症薬疹を引き起こすことがあります。

抗生物質を服用すると大腸炎が起こることがあります。腸内の「いい子」や「ふつうの子」が減ったことで、相対的に増えた「悪い子」が放出した毒素が腸の粘膜にダメージを与え、炎症が起こったのです。大腸炎の初期症状は、下痢、腹痛、粘性のある便、発熱です。

【抗うつ薬】

抗うつ薬をわが子に飲ませていいの？

子どもの脳に作用する薬である向精神薬の処方数が、急増しています。

医療経済研究機構が実施した調査によると、**日本で精神科を受診した子どもの数は、2002年は9万5000人でしたが、2008年には14万8000人と大幅に増えました。**

とりわけ、うつとＡＤＨＤの増加が目立ちます。(9) また、13～18歳の子どもへの処方数を2002～2004年と2008～2010年で比較すると、抗うつ薬は37パーセント、ＡＤＨＤ薬は2・5倍も増加していました。(9)

うつの増加は、親子関係のこじれ、学校でのいじめなど、ストレスの増加が原因のひとつでしょう。落ち込んでいるわが子を見た親は、心配になり、病院に連れて行くかもしれません。病院では医者がお子さんの症状について質問します。たとえば、頭痛、胃痛、微熱が3日以上続くか、食欲が低下しているか、夜眠れないか、不安やイライラがあるか、暗い気分になるか、考えがまとまらないか、集中力が低下しているか、成績が落ちているか、など。

こういった項目がいくつか当てはまれば、「うつ」と判定され、抗うつ薬が処方されます。

抗うつ薬を飲めばうつが治るのでしょうか？　ノー。抗うつ薬でうつは治りません。

抗うつ薬の効果は治験（臨床試験）で証明されている、と主張するかもしれません。イエス。治験では抗うつ薬によって「食欲が出た」「眠れなかったのが少し眠りやすくなった」「悲しみがやや軽減された」など、症状の改善が見られる場合があります。

この場合、「効果あり」と判定します。製薬会社からお金をもらっている広告会社は、マスコミを通じて盛んに「効いた」と宣伝します。しかし、治験では、うつが「治る」または「治らない」という問いは調査の対象ではありませんし、そもそも調べてません。調べない理由は何でしょうか？　そもそも抗うつ薬は、覚せい剤とよく似た脳を興奮させる薬です。覚せい剤を飲んでもうつが治らないのは、当然のことです。このことを、いわゆる専門家を含めた関係者全員が熟知しているからです。

抗うつ薬を服用すると、気分の落ち込みが和らぐ、不安が軽くなる、不眠が改善されるなど、症状が一時的に改善するかもしれません。ただし、副作用があります。

その代表は、三環系抗うつ薬だと、口の渇き、便秘、尿が出にくくなるなど。SSRI（選択的セロトニン再取り込み阻害薬）だと悪心、嘔吐、下痢などです。SSRIは最も頻繁に処方されますが、最も重い副作用は、自殺願望と自殺を引き起こすことです（次節で述べます）。

FDA（米食品医薬品局）はこの深刻な副作用を十分に知っていたのですが、子どもにSSRIを飲ませ続けました。製薬会社の利益を優先させたと考えられます。

しかし、SSRIを服用した子どもの自殺が相次ぎ、副作用を否定しきれなくなりました。そして2004年9月、ついにFDAは「抗うつ薬が子ども、とりわけティーンエイジャーの自殺リスクを高める」と認めたのです。

抗うつ薬が自殺を引き起こした

SSRIによって引き起こされた自殺の例は、山ほどありますが、2つだけ紹介します。2003年7月22日、ペンシルベニア州のジュリー・ウッドワードさん（17歳）が、自宅のガレージで首を吊って死亡しました[10]。

ジュリーは、高校2年生までは幸せな少女でした。しかし、ボーイフレンドと別れてから、彼女は友人たちと夜遅くまですごすようになり、以前ほど勉強に身が入らなくなりました。気分が落ち込み、イライラがつのるようになりました。当然、成績も落ちました。

そんな彼女は、病院が主宰するグループセラピーに参加しました。グループセラピーを監督する2人の医者は、彼女の両親を説得し、抗うつ薬ゾロフト（日本ではジェイゾロフトという商品名で販売）を処方しました。

服用を始めて2～3日経った時のこと、彼女の行動が悪化しました。服用後3日めに、彼女は母と激しく口論し、母を倒して床に押しつけたのです。家族は驚きました。ふだんジュリーは温厚な性格で、そのような行動をとったことはありませんでした。

服用後4～5日め、極端にイライラした彼女は、絶え間なく動きまわり、誰とも話そうとしなくなりました。服用後6日めのこと、彼女は仕事から帰宅途中の父に電話し、予定していた水泳大会に参加しない、と告げました。帰宅した両親は、てっきりジュリーが自分の部屋にいるものと思っていたため、彼らが寝る前の11時まで彼女の部屋を見に行きませんでした。

両親がおやすみを言いにジュリーの部屋に行くと、彼女はいません。彼女が夜遅く帰ってくるものと思った両親は、床に就きました。翌朝、両親は彼女が帰宅しなかったことを知ります。すぐさま両親は、彼女の友人やその家族に電話しましたが、行き先は不明のまま。

父は近所を探しましたが、彼女は見つかりません。やがて自宅の離れにあるガレージに行った父が、そこで彼女を発見しました。彼女は自宅のガレージで首を吊って死んでいたのです。薬を服用してちょうど1週間めのことでした。

２０１６年12月14日、イギリスのマシュー・ハンフレー君（14歳）が、駅で電車にはねられ、亡くなりました(11)。

中学校の元担任によると、マシュー君は「素晴らしい少年でユーモア感覚に溢れ、いっしょにいて楽しい」とのこと。彼の母も、マシュー君のことを非常に知性的と語ります。彼はコンピュータが得意で、将来、学校の教師になるのが夢だったといいます。

9月ごろ、彼に自殺願望が起こりました。そんな彼に学校側は注意を払い、医療側もサポートしました。10月から、彼は経験豊富な精神科医から認知療法を受け、同時に抗うつ薬を処方されていました。

そうしたところ、11月には睡眠が改善し、生活を楽しめるようになりました。12月6日には気分もさらに改善し、本来の自分を取り戻していたようです。担当の精神科医は、こう回想します。「彼は衝動的でしたが、10代の若者の頭の中を想像するのは難しい」。

この言葉が印象的です。この精神科医は、患者にベストの治療を提供することに全力を尽くすと宣言している人です。その人が「衝動的」という言葉を使ったのです。この言葉を言い換えれば、マシュー君の「アカシジア」は抗うつ薬によって引き起こされたものだったのではないでしょうか。

アカシジアとは、じっとしていられず、絶えずそわそわし、立ったり座ったりする症状のことで、SSRIによって子どもに頻繁に起こる副作用のうちで最悪のもののひとつです。

では、どれほどの子どもが抗うつ薬を服用した後で自殺したのでしょうか？

抗うつ薬を服用して2009年自殺した息子の父親が抗うつ薬による自殺を調査し、AntiDepAwareという抗うつ薬の危険性を知らせるサイトを2013年に立ち上げました。[12] サイトを閲覧すると（2019年2月）、2003年から2018年までに、イギリスで6600人以上の子どもが、抗うつ薬を服用した後に自殺したと記載されています。

子どもに飲ませていい抗うつ薬はあるのか？

もし子どもがうつになったら、どんな抗うつ薬を飲ませればいいのでしょうか？ 頻繁に使われている抗うつ薬の、子どもとティーンエイジャーへの効果を知りたいものです。

この問いに答えたのが、2016年、オックスフォード大学精神科のアンドレア・シプリアニ博士が「ランセット」誌に発表した論文です。[13]

シプリアニ博士が、子どもたちの症状を改善するのに使われている14種類の抗うつ薬の治験データをメタ分析（複数の研究結果を統合し、分析すること。信頼性が高い）したところ、プラシーボ効果（偽薬による心理効果）よりすぐれていたのは**フルオキセチン**（商品名プロザック、リリー社）だけでした。

では、プロザックをうつになった子どもに飲ませていいのでしょうか？　次項で詳しく述べますが、プロザックには他の抗うつ薬と同様、子どもの自殺リスクを高めるおそれがあるので、使用は避けるべきでしょう。

それでも、ＮＩＨ（米国立衛生研究所）はフルオキセチンについては、若者（8～18歳まで）に使用を認めています。他の抗うつ薬の若者への使用は認めてませんが、現場では他の抗うつ薬も頻繁に処方されています。アメリカでも日本でも、治療現場において薬の適応外の使用は非常に多いのです。

ランセット論文の著者シプリアニ博士は、子どもとティーンエイジャーが抗うつ薬を服用する際の効果と安全性については明らかになってない、と述べています。抗うつ薬は10年以上も子どもたちに頻繁に処方されてきたのですが、未だに効果と安全性が不明とは、どういうことでしょうか？

シプリアニ博士はその理由を、「製薬会社に都合のよいデータだけが選ばれて報告されていること」「治験の65パーセントが製薬会社のスポンサーによるものであること」と述べています。

では、どうすればいいのでしょうか？　イギリス・マンチェスター大学の児童心理学科のベルナンカ・ダビッカ教授は、こう忠告します。「抗うつ薬を服用する若者を注意深く観察するように、そして治療の第1選択は薬を飲ませることではなく、心理療法であるべきだ」。

要するに、治験は信用できないというのです。**抗うつ薬は、子どもとティーンエイジャーに飲ませていい薬ではありません。**彼らに飲ませると「益」よりも「害」がはるかに大きいからです。

副作用の報告はウソだらけ

前節のランセット論文と同じ年の２０１６年、さらに厳しい論文が「ブリティッシユ・メディカル・ジャーナル」に発表されました(14)。

これは、北欧コクランセンター代表のピーター・ゲッチェ教授のグループが、最も頻繁に使われる抗うつ薬について70件の治験（被験者数１万８０００人以上）を総合的に検討したメタ分析の結果です。

論文の著者たちは、薬が18歳以下の子どもの攻撃性と自殺のリスクを2倍に高めたことを指摘し、製薬会社が副作用や死について報告を怠ってきたことを非難しました。

副作用の報告はウソだらけだったのです。多くの副作用が治験データに記録されていませんでした。名前を伏せた会社からの治験データでは、４件の死が報告されていません。著者たちの問い合わせに、会社側は、治験が終わってから患者が死んだので治験データから外したと言い逃れしました。

ある患者は抗うつ薬ベンラファキシンを服用後に首を吊ったのですが、５日間生存したので、治験データから外されていました。製薬会社側は、こう主張しました。彼が病院で死んだとき、彼はすでに治験から外されていた、と。それから、自殺企図や自殺願望の半分以上が、感情の不安定とうつの悪化と誤記されていました。

また、プロザックの販売元であるリリー社からの治験データから、自殺企図の90パーセントが削除されていました。子どもたちの症状を改善するのに使われている14種類の抗うつ薬のうち、プラシーボよりすぐれているのはリリー社が発売するプロザック（一般名フルオキセチン）だけであると述べましたが、リリー社からの治験データが信用できないのだから、プロザックを含め、うつに使用することを勧められる抗うつ薬はこの世に存在しないという結論になります。

ゲッチェ教授は、こういいます。「抗うつ薬は子どもに効かない。これは明らかだ。**治験で判明したことは、抗うつ薬に効果はないが、自殺リスクは高めることである**」

【ＡＤＨＤに対する薬】

ＡＤＨＤに使われるリタリン

子どもにとって学習、すなわち、学校で勉強することは大事なことです。この学習の大きな妨げになるのが**多動**です。多動の特徴は、たえず落ち着きがなく、集中できない、人の話を聞けない、衝動的に行動し、危ないことばかりする、などです。

多動の子どもたちの知能が低いのでしょうか？　そんなことはありません。彼らは人並みか、それより高いことが多いのです。しかし活動があまりに活発になり、注意力が散漫になって、ひとつのことに集中できないのです。このため、多動児は知能が十分に高いにもかかわらず、学習障害に苦しむことになります。

アメリカ精神医学会は、この子どもたちに注意力の不足（attention deficit）と高すぎる活動性（hyperactivity）が密接に関係していることを認め、**注意欠陥多動性障害（Ａ**

ＤＨＤ、attention deficit hyperactivity disorder）と呼んでいます。

ＡＤＨＤと診断された子どもに頻繁に処方されるのが、リタリンやコンサータ（一般名メチルフェニデート）です。リタリン、コカイン、アンフェタミンは、化学構造がそっくりで、よく似たしくみで脳を興奮させます。また、リタリンはアメリカでは、麻薬性の鎮痛薬と並んで乱用される薬の代表です。

リタリンの添付文書には、「６歳未満の幼児には投与しない」こと、小児に長期投与した場合、体重増加の抑制、成長遅延が報告されていることが明記されています。

リタリンを気分が高揚する「ハイ」になるほど、大量に、あるいは頻繁に服用してはいけません。もし過剰に摂取すると、コカインやアンフェタミンを摂取した時と似た感覚があらわれます。すなわち、食欲が低下し、集中力が高まり、社交的でおしゃべりになります。このため、リタリンは体重をコントロールしたい人や学業成績を少しだけ向上させたい人が使用することがあり、アメリカで大問題になっています。

では、リタリンの副作用とはどのようなものでしょうか？　人によって大きく異なるため、それらを網羅すれば数万にもなりますので、頻繁にあらわれる症状のみを記載しますが、不安、イライラ、心悸亢進《しんきこうしん》、高血圧、不眠、食欲低下、吐き気、けいれんなどが挙げられます。

リタリンの長期の摂取による影響は不明ですが、研究者はこう推測しています。

長期間の服用で、統合失調症、そう病などが、以前発症したことのない人に生じることがあります。薬が欲しくてたまらなくなるという、依存症になることもあります。依存症になると、性格と生活スタイルに変化があらわれ、子どもとその家族の人生を変えてしまいます。

健常な子どもがＡＤＨＤと診断されてリタリンを服用したら

ＡＤＨＤの問題のひとつが、過剰診断です。どの子どもがＡＤＨＤなのか、どの子どもがＡＤＨＤでないのかを見極めるよい診断方法がありません。そうなると、ＡＤＨＤであることが明らかな場合だけでなく、不明確な場合もＡＤＨＤと診断される可能性があります。こうしてＡＤＨＤと過剰診断され、健常な子どもがリタリンを服用することが多くなります。

では、健常な子どもの脳に、リタリンはどのように影響するのでしょうか？　最近の研究で気がかりな事実が発見されました。デラウエア大学のキンバリー・アーバン博士のチームは、リタリンにこれまで知られていなかった副作用があることを報告しました。[15]

多くの論文を調査した彼らは、**リタリンが若くて健康なラットの脳に悪影響を及ぼすことを発見したのです。**理解力と判断力をつかさどる前頭葉は、脳の中でも最も重要な部分です。リタリンが脳のこの部分に影響を及ぼすのです。

前頭葉には2つのタイプの神経細胞があります。興奮性と抑制性です。あるラットに薬を1回、他のラットには複数回、最長3週間まで与えたところ、興奮性の神経細胞の活動が低下しました。前頭葉の活動が低下したのです。

さらに、2つのタイプの神経細胞のコミュニケーションが減り、前頭葉の柔軟性も低下していました。ここでいう柔軟性とは、脳が新しく入ってきた情報に応じて変わる能力のことです。要するに、環境の変化に応じ、脳が順応していく能力のことです。

薬を与える回数を変えても、ラットの脳への影響はあまり変わりません。長期間にわたってリタリンを与えられたラットへの影響は、短期間のラットよりやや強く出ていましたが、よく似ていました。

この観察から、こんな推測ができます。リタリンはＡＤＨＤでない正常な脳に対して、ワーキングメモリ（作業記憶）と、あることから別のことに注意を移行させる能力（柔軟性）を低下させるようです。ワーキングメモリとは、たとえば、朝起きて、台所から何かを持ってこようとし、いざ台所についた時に何をしに台所に来たのかを思い起こさせる能力のことです。

リタリンはＡＤＨＤの子どもにはプラスに働きます。ＡＤＨＤの子どもは前頭葉の働きが低いことが多いからです。リタリンのような薬は脳のこの部分を興奮させ、注意の期間を長引かせます。しかし、ＡＤＨＤでない子どもには、同じ薬が脳の活動を「過剰」にし、暴走させるのです。

ＡＤＨＤの薬は悪いものではありません。脳の欠陥を修正するからです。しかし、この発見によって、能力を高めるためにリタリンを使用することとＡＤＨＤと過剰診断されてリタリンを処方されることには、リスクがともなうことがわかります。

今の時点で、ＡＤＨＤを正確に診断する方法は存在しません。診断は注意力の欠如についての質問票への回答によって決まります。このため、多くの子どもが過剰診断されています。単に有能で活動が高いため、担任や教室の勉強が退屈で、注意力が散漫になっているケースもあるでしょう。そんな人を周りはＡＤＨＤだというのかもしれません。

それで医者が薬を処方すると、子どもの脳にダメージを与えます。これが問題なのです。前頭葉の完成は20代後半から30代初期まで、ゆっくりと時間をかけて進みます。このため、子どものころに必要もないのにリタリンを服用すると、脳の健全な発達が妨げられる危険があります。

- 発熱したら休んで、病原体と戦うための体力を回復させましょう。熱を下げる治療は病気からの回復を遅らせます。
- アスピリン、ジクロフェナク、メフェナム酸などのＮＳＡＩＤｓを15歳以下の子どもに飲ませてはいけません。

第4章のまとめ

- 抗生物質は細菌による感染症には有効ですが、ウイルスによる感染症には無効です。抗生物質を飲み続けると、細菌が耐性菌になってしまい、従来の抗生物質を飲んでも効かなくなります。
- 総合感冒薬、せき止め、下痢止め、去痰薬は、副作用のおそれを考えると服用しないほうが望ましいです。
- タミフル、リレンザは、インフルエンザの症状が0・7日あるいは0・6日早く治るだけ。タミフルで子どもに多くの異常行動が起きています。
- 抗生物質は善玉の腸内細菌も殺してしまうことがあるので、抗生物質を飲む時は乳酸菌やビフィズス菌などのプロバイオティクスをいっしょに飲むとよいでしょう。
- 抗うつ薬でうつは治りません。自殺を引き起こすリスクがあることを考えると、子どもに抗うつ薬を飲ませるべきではありません。
- ADHDと診断された子どもに処方されるリタリンは、健常な子どもが服用すると、脳の前頭葉に悪影響を及ぼす可能性があります。

第5章

子どもにワクチンを注射しても大丈夫か?

ワクチンとは何か？

麻疹《はしか》から回復した人は二度と麻疹にかからない、といわれます。それは、最初の麻疹の感染で、その人は一生にわたる免疫を得たから、とされています。有効で十分な免疫があれば、病気にかからないですむのです。

そこで、この免疫を獲得しようと、わざわざ健康な人のからだにウイルスを入れることがあります。これをワクチンといいます。今ではウイルスだけでなく、細菌や毒素を注射して免疫を得ることもワクチンに含めるようになりました。

ワクチン接種によって免疫を獲得し、感染症に対する抵抗力を得る。これがワクチン接種のメリットです。一方、ワクチンは健康な人のからだにウイルス、細菌、毒素、防腐剤、有毒金属、ホルマリンなどの毒物を注射する、危険な行為です。これがデメリットです。

ワクチン接種については、メリットとデメリットを天秤《てんびん》にかけ、接種するかしないか、どちらを選ぶかを決定する必要があります。接種するかしないかは、ワクチン接種の対象となる人が決めるべきです。

大人が対象なら、これでいいと思います。しかし、ワクチン接種の対象者は赤ちゃんや子どものことが多い。赤ちゃんは口もきけません。子どもに判断を任せるには無理があります。そういうわけで、赤ちゃんや子どものために親が判断することになります。親の責任は重い。まず親はワクチンについて十分な知識を持たなければならず、親は学習する必要があります。

赤ちゃんが生まれると、親はワクチン接種を急がされることになります。予防接種スケジュール（２０１８年4月版）を見ると、２歳までの赤ちゃんに12種類ものワクチンを27回も接種することになります。

ワクチンで感染症を防ぎましょうという大きな掛け声が聞こえてきます。ワクチンとは、どんなものなのでしょうか？　ワクチンの効果と**危険性**はどれほどのものなのでしょうか？　わが子にワクチンを打つべきなのでしょうか？

ワクチンを接種しなければならないのか？

ワクチンに関する法律を「予防接種法」といいます。これは1948年にGHQ（連合国軍最高司令官総司令部）の主導により、厚生省（現、厚生労働省）が作成したものです。対象となったのは、天然痘《てんねんとう》、百日咳《ぜき》、ジフテリア、腸チフスなど12種類の感染症。この法律の特徴は、すべての国民にワクチン接種を義務づけたことです。つまり、ワクチン接種をしないと罰金を支払わなければなりませんでした。強制だったのです。

なぜ、このような強権的な法律が作成されたのでしょうか。当時の日本は感染症で死ぬ人が多かったので、手っ取り早く感染症から国民を守る必要があったのです。それに、敗戦国の日本はアメリカに支配されていたため、命令に従うしかありませんでした。

しかし、法律が施行されたその年（1948年）に、すぐに問題が発生しました。京都府と島根県でジフテリアワクチン接種による副作用が発生し、84人の乳幼児が死亡しました。この法律には副作用被害者の救済制度がなかったので、被害者側が個別に自治体や国にかけあうより方法がありません。要するに、ワクチン接種法は、強制でありながら被害が出ても無補償という、国民の人権を蹂躙《じゅうりん》した法律だったのです。

ですから、被害者側がワクチン接種による副作用を医者や自治体にかけあっても、「特異体質」として相手にされないことが多かったのです。それでも被害者側が粘り強く陳情を続けるうちに、自治体から見舞金を受け取れることもありました。そしていくつものワクチン被害による訴訟が起こり始めました。

さらに１９７０年代になり、ワクチン被害者の親たちが集まり、厚生省に訴えを次々と起こします。１９７６年には予防接種法が改正され、被害者救済制度が法制化されました。その後もワクチン被害者の訴訟が続き、東京高裁の裁判官は「国が予防接種の副作用の問題にそれほど注意を払わなかった」という判断を下しました。

そして１９９４年、厚生省は予防接種法を義務接種から勧奨接種へと大きく変えました。接種の義務がなくなったのです。１９９４年を境に国の方針が「国のいう通りにワクチンを打ちなさい」から、「自分のことは自分で決めなさい」に１８０度転換したのです。

現在、日本には無料で提供される「定期接種」と自分でお金を払って接種する「任意接種」があります。どちらも接種するかしないかを決めるのは、本人、あるいは、本人が赤ちゃんや子どもの場合、親です。

このように日本ではワクチンを接種する義務はありません。ワクチンを接種したくなければ、拒否すればいいだけのことです。

ワクチンは人類を救ったのか?

ワクチンはある感染症の予防に有効です。たとえば、天然痘やポリオなどの重病が、ワクチンにより征圧されました。かつて、麻疹、百日咳、猩紅熱《しょうこうねつ》で大勢の子どもたちが亡くなりましたが、今では先進国でこれらの感染症で亡くなる子どもはいません。これがワクチンの功績だと称されています。ワクチンが人類を救った、だからワクチン接種をしましょう、というわけです。

そもそも、この主張は本当なのでしょうか? ここで立ち止まって事実を見ていきましょう。

１９００年以降、先進諸国で死亡率が著しく低下しました。感染症による死亡率が低下したことが主な理由です。この死亡率の低下にワクチンが貢献したのでしょうか？信頼できるデータが入手できるアメリカとイギリスを例にして検証してみます。

まず、アメリカ人の死亡率は、１９００年から１９７０年までに約74パーセントも低下しました。彼らの生活の質や寿命は大幅に向上しました。なぜでしょう？

ワクチン信奉者にこの質問をすれば、ワクチンが人々を救った、と即答するでしょう。**しかしこれは間違った回答であり、データを見ればたやすくその誤りが証明できます。**少し煽情的に思える表現なので直視すべきは、たやすくウソとバレる宣伝文句が今も流布《るふ》している、そんな世界に私たちが住んでいるという事実です。ワクチンについて多くのことが語られていますが、その真実を親たちに考えてみて欲しいのです。

なぜ、先進国で寿命が延びたのか？

１９７０年10月19日、シカゴで感染症学会の年会が開催され、エドワード・カス博士が、やがて後世に語り継がれることになる有名な講演をしました(1)。講演の内容は、ワクチンとアメリカ人の死亡率の低下についてです。

当時、この学会の会長であったカス博士の話は、聴衆の医者たちに衝撃を与えました。しかし、カス博士の講演から約50年が過ぎた今でも、世界のあらゆるところで「ワクチン神話」は健在です。そうすることで莫大な利益を得る人々が、宣伝を続けているからです。

宣伝文句はこうです。「ワクチンが世界を救った」「すべての子どもにワクチンを接種すべきだ」「ワクチンを接種しないと、子どもに感染症が戻ってくる」などです。しかし、もし死亡率の低下について、ワクチンの役割の歴史の大部分が本当でなかったとしたら、どうでしょうか？

カス博士は同僚の医師たちを前に、死亡率が低下した理由について誤った答えを出しやすいこと、そして間違った答えを正しいと信じ、エネルギーをそこに集中しがちであることを警告しました。この警告は、真実の半分がわかったことで満足してしまい、真実の全体を見つける努力を止めてしまうことへの戒めでもあります。

カス博士のいう半分の真実とは、人類が、結核、ジフテリア、肺炎など、人を死に追

図表5－1　イギリスにおける15歳以下の子どもたちの麻疹による年間死亡率

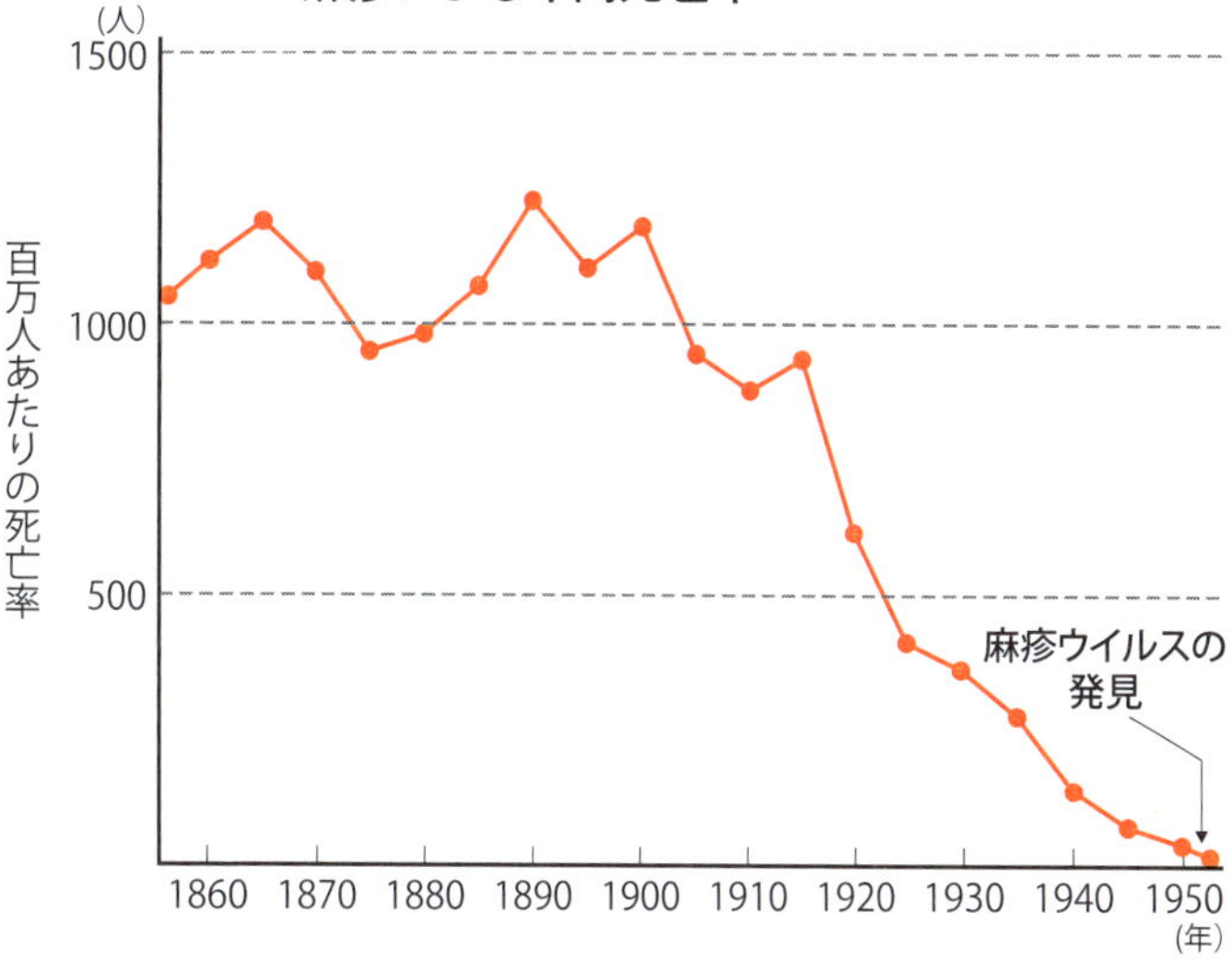

出典：EH.Kass J.O. Infee.D.S. vol 123,No.1 110（1971）

いやる病原体を撃退したことです。アメリカ人の寿命を延ばした主な要因は医学研究とすばらしい医療システムであり、これがアメリカ人に世界最高の健康を提供してきたというものです。しかし、これは真実の半分に過ぎません。

次に、カス博士は同僚たちの目を開かせるデータを紹介しました（図表5－1）。これは、イギリスで15歳以下の子どもが、毎年、麻疹によって死ぬ数を示したものです。縦軸に百万

図表5－2　イギリスにおける15歳以下の子どもたちの百日咳による年間死亡率

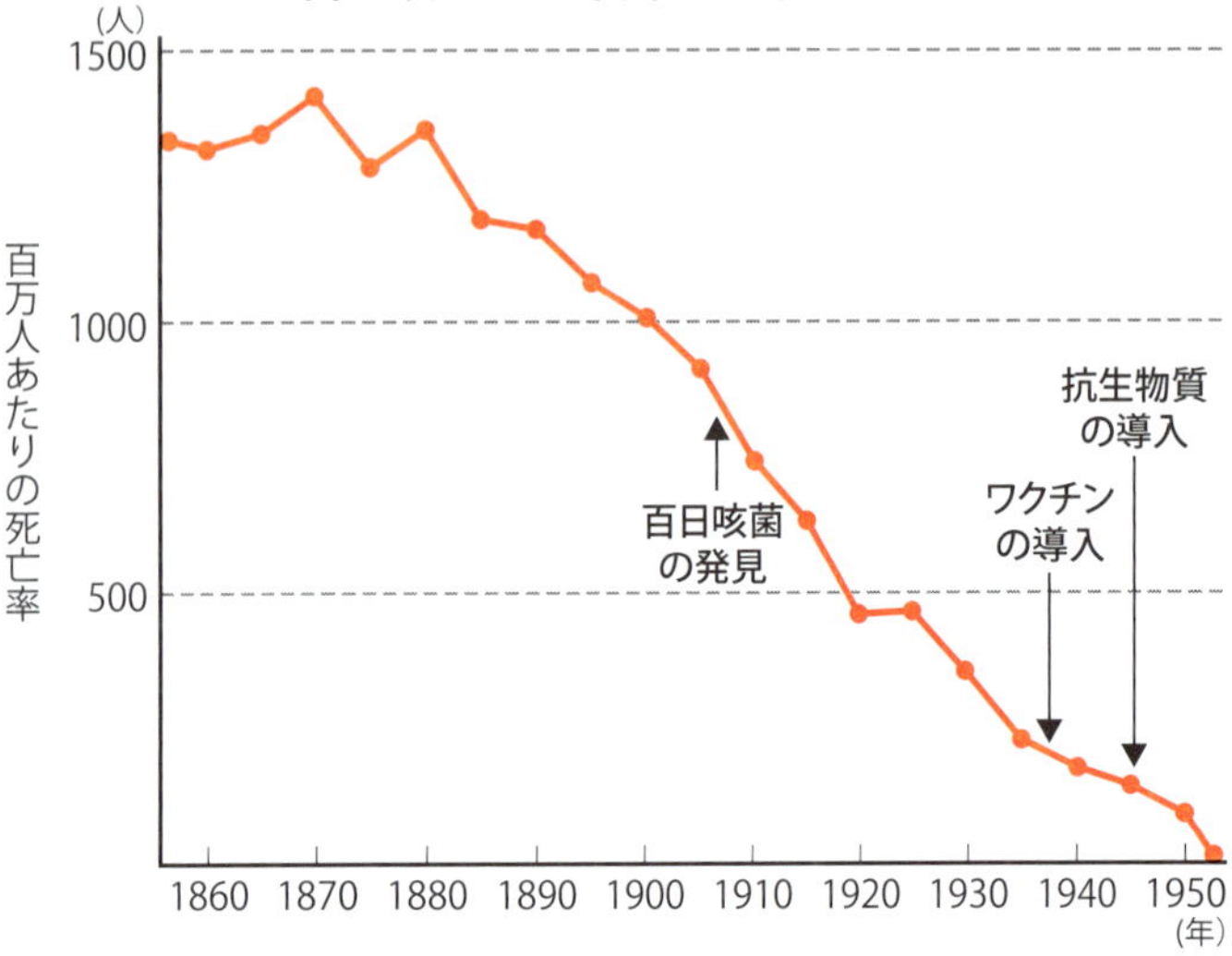

出典：EH.Kass J.O. Infee.D.S. vol 123,No.1　110（1971）

人当たりの死亡率、横軸に年度が目盛られています。注意すべきは、このデータに麻疹ワクチンが示されていないことです。

それもそのはず、麻疹ワクチンがイギリスに導入されたのは1968年のことです。**ワクチンが存在しないにもかかわらず、麻疹による死亡率は劇的な低下が続きました。**次に百日咳のデータも示されましたが、麻疹ワクチンとよく似たものでした。このデータでは百日咳ワクチンの導入時期も記入されています（図表5－2）。

図表5－3　イギリスにおける15歳以下の子どもたちの猩紅熱による年間死亡率

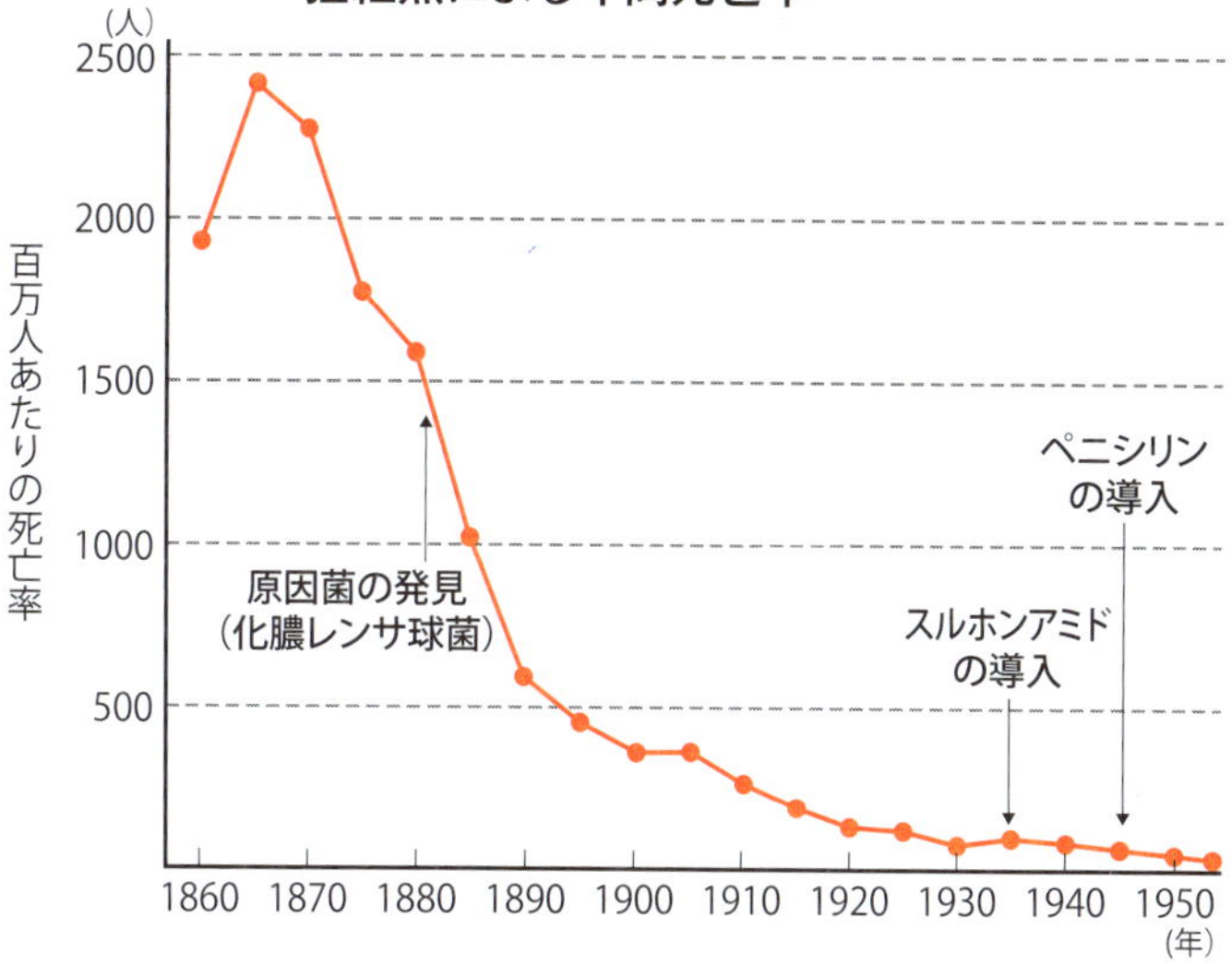

出典：EH.Kass J.O. Infee.D.S. vol 123,No.1　110（1971）
（注）スルホンアミド：細菌を殺す抗菌薬

そしてカス博士は猩紅熱による死亡率のデータを示しましたが、これによってワクチンの成果がいっそうわからなくなりました。猩紅熱ワクチンが導入されたことはなかったにもかかわらず、猩紅熱の死亡率が年々大幅に低下していくデータは、麻疹と百日咳のデータに非常によく似ていたからです（図表5－3）。

カス博士は何をいいたかったのでしょう？　あまりに重要なので引用します。

「ある感染症が減少するのは、主に社会経済的な状況の変化によります。これは、人類の健康の歴史において最も重要な出来事ですが、どのようにしてこの結果になったのか、社会経済的な改善と感染症の減少が並行して起こるしくみについては不明です」

カス博士は、同僚たちに感染症が減少した要因を深く考えてもらいたかったようです。**栄養**ですか？　**上下水道の整備**ですか？　**住居における人口密度の低下**ですか？　今では、この3つともイエスであることが判明しています。

彼は同僚たちに安易に結論に飛びつかないように警告し、客観的な立場を維持し、新たな可能性を考えるように勧めたのです。そして彼は、先進諸国で感染症による死亡率が劇的に低下したことへのワクチンの貢献を決して認めませんでした。それはそうです。彼の持っていたデータはその考えを否定するものだったからです。

ワクチンはどれほど人類に貢献したのか

では、ワクチンが人類に貢献したというデータは存在するのでしょうか？　答えは、イエス。

1977年、ボストン大学の疫学者マッキンレイ夫妻（ジョンとソンヤ・マッキンレイ両博士）がワクチン（及びその他の医学的な介入）の役割について独創的な研究結果を発表しました(2)。その内容を紹介します。

まず、マッキンレイ夫妻はアメリカにおける男性と女性の毎年の死亡率を示し、こう断言します（図表5－4）。「最近の死亡率の低下は、特定の医学的手段や医療サービスを導入したからではありません」。ここで同夫妻のいう医学的手段とは、ワクチン、抗生物質、手術など現代医学が導入したすべての手段を指します。

では、現代医学は1900～1970年における死亡率の低下にどれだけ貢献したのでしょう？　この論文の結論を紹介します。

●死亡率の低下の92・3パーセントは1900〜1950年に起こりました。これはほとんどのワクチンが存在する以前の出来事です。

●1900年から1970年までの死亡率が74パーセントも低下したことへの、ワクチン、抗生物質、手術の貢献度は1・0〜3・5パーセントと見積もられます。

1970年、カス博士は、20世紀の先進諸国における死亡率を著しく低下させた功績は、ワクチンではないことを明らかにしました。

そして1977年、マッキンレイ夫妻はカス博士の考えをデータによって支持しただけでなく、**ワクチン、抗生物質、手術などの合計による寿命延長への貢献度は1・0〜3・5パーセントと結論したのです。**寿命延長への貢献は最大で3・5パーセントだった、ということです。しかも、ワクチンだけの貢献ではなく、抗生物質と手術を合わせての貢献度が最大で3・5パーセントということなのです。

2000年、ついにダメ押しとなる研究結果が発表されました。(3)ジョンズ・ホプキン

図表5－4　アメリカ人（男性、女性）の1900年から1970年の年間死亡率の推移

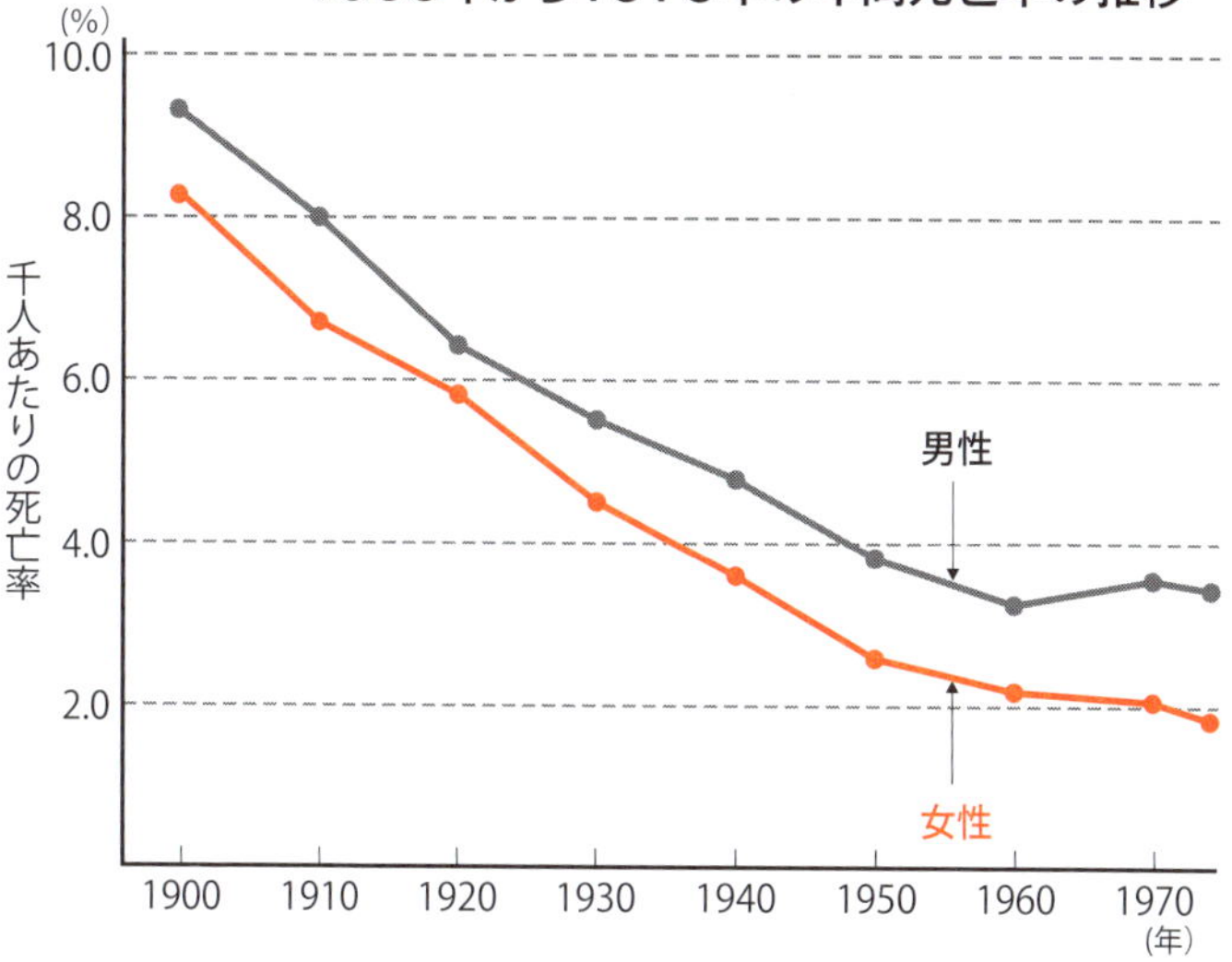

出典：J.B.Mckinley and S.M.Mckinley
MMFQ/Health and Society/Summary 1977

ス大学とCDC（米疾病予防管理センター）の研究者がマッキンレイ夫妻の結果を再確認したのです。著者は、こういいます。

「ワクチン接種では、20世紀の前半における子どもの死亡率の著しい低下を説明できない。死亡率の90パーセントもの低下は、抗生物質やワクチンがほとんど入手できなかった1940年以前に起こったからである」。

さらに著者は、死亡率の大

幅な低下をもたらした要因についても明確に述べています。「水処理技術の向上によるきれいな水、安全な食べ物、栄養の改善、衛生環境の向上。これらが主な理由で人類は救われた」。

要するに、栄養と衛生環境の向上が死亡率を低下させた、という結論です。ワクチン、抗生物質、手術による寿命の延長効果は最大で3・5パーセントです。冒頭のワクチンはどれほど人類に貢献したか、という質問への答えは、こうなります。「ワクチン単独での効果は、たぶん1パーセントかそれ以下」。

では、逆に、ワクチンの危険やマイナス面には、どのようなものがあると考えられているのでしょうか。

ワクチンにはどんな成分が含まれているのか？

ワクチンには多くの物質が含まれていますが、大別すると4種類になります。懸濁液、保存料や安定剤、アジュバント、培養由来の物質です(4)。

●懸濁液（滅菌精製水、生理食塩水、タンパク質を含む液体）
●保存料や安定剤（アルブミン、フェノール、グリシン）
●アジュバント（ワクチンの効果を高めるための増強剤）
●培養由来の物質（ワクチンに使用するウイルスや細菌を培養するのに用いる少量の物質。鶏卵のタンパク質など）

ワクチンに含まれる、アレルギーを引き起こすかもしれない、あるいは有毒物質を以下に解説します。

チメロサール（エチル水銀）

チメロサールは水銀を含んだ防腐剤です。複数回分のワクチンを1本のバイアル（注射剤を入れるための容器）に保管する際に、チメロサールを添加しておくと、細菌の増殖を抑えることができます。そのしくみもわかっています。

細菌のタンパク質にはチオール基（-SH）があり、酵素が働くのに不可欠です。チメロサールやマーキュロクロムに含まれる水銀がチオール基とドッキングすると、酵素が働かなくなります。こうして細菌が死ぬのです。

しかし、**水銀は神経毒性が強いので、人体にも非常に有毒です。**メカジキ、サメ、オオサワラなど大型魚には水銀が含まれているおそれがあり、FDA（米食品医薬品局）とEPA（米国環境保護庁）は、妊娠可能な女性、子育て中の女性、子どもに摂取を避けるように指導しています。

口から入った水銀でさえ、これほど危険なのです。ワクチン接種によって水銀が直接にからだに入るとなると、毒性は計り知れません。

アルミニウム化合物

生ワクチン以外だと接種しても強い免疫を得ることができません。そこで、強い免疫を獲得するために、**アジュバント**が使われます。アジュバントとしてアルミニウム化合物が多く使われます。

アルミニウム化合物は、体内から迅速に出て行く水溶性のものと、体内に長くとどまる不溶性のものがあります。ワクチンに使われるのは、体内に長くとどまる不溶性のものです。

ウイルスや細菌成分が結合した不溶性のアジュバントは、体内に長くとどまるため、強い免疫が引き起こされます。アルミニウム化合物を含んだワクチンは、インフルエンザワクチン、ＨＰＶワクチン、三種・四種混合ワクチンなどです。

安全なのでしょうか？　アルミニウム化合物は、アジュバントとして過去90年にわたって使われてきました。試験が行われたこともなく、根拠なく安全とされてきました。しかし、アルミニウム化合物は、ヒトでも動物でも脳の神経細胞を死滅させることが証明されています[(5)]。それでもアルミニウム化合物が水溶性なら、からだからすぐに出て行くので、それほど危険ではないのかもしれません。しかし、アジュバントとして用いられる不溶性のアルミニウム化合物は、そうはいきません。

カナダの研究者は、生後間もないマウスに、赤ちゃんにワクチンを接種した時のアルミニウム量に相当するアルミニウム化合物を注射したところ、マウスの行動に異常が発生したことを報告しています[(5)]。

それから、キール大学のクリストファ・エックスレー教授は、死後の自閉症患者の脳を分析したところ、大量のアルミニウムが蓄積していることを報告しました[(5)]。

ワクチンに含まれるアルミニウム化合物が、赤ちゃんの脳に侵入し、脳の神経細胞を死滅させ、深刻なダメージを引き起こすのでは、と懸念されています。

ホルムアルデヒド(ホルマリン)

ホルムアルデヒドを加えて細菌を殺し、ワクチンに用いるトキソイド（毒素）をつくります。ホルムアルデヒドは有毒な物質であるばかりか、発がん性もあります。

ＣＤＣによると、ほとんどのホルムアルデヒドは包装前に取り除かれているとのこと。それぞれのワクチンに含まれるホルムアルデヒドは微量かもしれませんが、いくつものワクチンを接種するとホルムアルデヒドが体内に蓄積するかもしれないので、安全性は不明です。

鶏卵のタンパク質

インフルエンザワクチンや黄熱病ワクチンは、ウイルスを鶏卵中で培養して作製します。鶏卵を安全に食べることのできる人なら、アレルギーを起こすことはありません。しかし、鶏卵のアレルギーが出る人は、インフルエンザワクチンや黄熱病ワクチンを接種してはいけません。

ゼラチン

ゼラチンはウシやブタなどの動物の皮、あるいは骨を酸やアルカリで処理してできたコラーゲンを加熱し、水で抽出したものです。半透明、無色、無臭のゲル状で、食品、薬、化粧品、ヘアケア商品などに含まれます。

ゼラチンは懸濁液を安定化するための添加剤として、多くのワクチンに含まれています。しかし、ゼラチンを含むワクチンを打ってアレルギーやアナフィラキシーショックを起こすことがあります。しかも、ゼラチンに対するＩｇＥ（免疫グロブリンＥ）抗体が見つかったことから、原因物質がゼラチンであることも確認されました。

最近、子どもたちにぜんそくが急激に広がっていることや、ぜんそく症状が悪化していることは、ワクチン接種に関係があるのかもしれません。

グルタミン酸ナトリウム（ＭＳＧ）

ワクチンの懸濁液が熱、光、酸、高い湿度にさらされると、不安定になります。これを防ぐために、ＭＳＧが、多くのワクチンに添加されています。ＭＳＧは脳にさまざまな悪影響を及ぼします。例を2つあげます。

生まれた直後のラットにMSGを口から摂取させると、視床下部の神経細胞が死滅し、異常行動が見られます。この悪影響は長く続きます。このラットが成獣になってからも、運動と学習能力は普通のラットにくらべ低下していました(6)。また、オーストラリアの研究者は、MSGがぜんそくを引き起こすことを報告しています(7)。

抗生物質

ワクチン製造のプロセスや保存において、細菌の増殖を防ぐために抗生物質が頻繁に使われます。たとえば、ネオマイシン、ゲンタマイシン、ポリミキシンB、カナマイシン、ストレプトマイシン、アンホテリシンBなどです。これらの抗生物質にアレルギーまたはアナフィラキシーを起こす人がいます。

よく効いたポリオ生ワクチン

ポリオは、ポリオウイルスの感染によって突然、症状があらわれる全身性の病気です。正式には急性灰白髄炎《きゅうせいかいはくずいえん》といいます。感染しても約90パーセント以上のケースで、症状のあらわれない不顕性《ふけんせい》感染となります。そして約６パーセントのケースで発熱、下痢、頭痛、眠気など、カゼに似た症状があらわれますが、多くの場合、すぐに消えます。

しかし、まれに（1パーセント以下のケース）長引いて手足、とりわけ足にマヒを引き起こします。これが小児に多発したことから、かつて「小児《しょうに》マヒ」と呼ばれていました。

１９６０年のことですが、わが国でポリオの大流行があり、患者は６５００人に達しました。この時、わが国では使用できる生ワクチンが完成していませんでした。そこで１９６１年、この年から使用が認可されたポリオ生ワクチンをカナダと旧ソ連から緊急輸入し、１３００万人の子どもにいっせいに接種しました。この接種によって１９６０年に６５００人だった患者数が１９６３年には１００人以下に激減しました。これ以後、わが国におけるポリオの流行はおさまりました。

ポリオワクチンが劇的に効いたのです。１９８０年を最後に、国内で野生株ポリオウイルスによるポリオ患者は発生していません。世界各国もポリオワクチンの接種を行い、ほとんどの国でウイルスの排除に成功しました。世界でいまだにポリオウイルスが存在するのは、アフガニスタンとパキスタンの2ヶ国だけです。

ポリオワクチンがこれほど効いたのは、生きているウイルスを用いた生ワクチンだからです。実際には、ウイルスの力を低下させた弱毒化ウイルスを赤ちゃんの口から飲ませます。すると、口から入ったウイルスが腸管内で増殖し、これを退治するために免疫系が働いて白血球を増やします。この白血球が、将来、侵入してきた野生株ポリオウイルスを撃退するのです。

ワクチン接種でマヒが発生

ポリオ生ワクチンはよく効きますが、弊害もあります。まれに、被接種者がマヒを起こすのです。なぜでしょう？　赤ちゃんの腸管内で増殖しているうちに、弱毒化したポリオウイルスが毒性を取り戻し、強毒性になるからです。

1981〜2000年の間に、国内で15例のポリオ患者が報告されました。この15例のウイルスを調べると、野生株ではありませんでした。ワクチン由来だったのです。野生株のポリオウイルスがいなくなっても、ワクチン株によるポリオが発生し続けることがわかります。

ポリオ生ワクチンによって生じるマヒは、年平均８～10人に達します。このことを知った親たちがワクチン接種を拒否しだしたことから、不活化ワクチンに切り換えられました。しかし不活化ワクチンはウイルスが死んでいるため、免疫がつきにくい。このため不活化ワクチンは生ワクチンよりも数多く接種しなければなりません。４回ほど接種します。

しかし、ポリオワクチンを単独で４回も接種するのは不便なので、ジフテリア、百日咳、破傷風の三種混合ワクチン（ＤＰＴ）に不活化ポリオワクチン（ＩＰＶ）を加えた四種混合ワクチン（ＤＰＴ－ＩＰＶ）を４回接種しています。ただし、乳幼児に数種類のワクチンを同時接種するのは非常に危険なことだと思います。

それはそうと、ポリオワクチンが有効なことはわかりました。しかし、１９８１年以降、わが国では野生株によるポリオ患者は発生しておりません。感染する可能性のある赤ちゃんが接種すればいいのです。

日本の赤ちゃんでポリオに感染する可能性があるのは、アフガニスタン人とパキスタン人のポリオ感染者が日本の家庭にやってきた時だけです。ほぼありえない想定です。ポリオワクチン接種は不要である、と私は思います。

麻疹ワクチンを接種しても麻疹になってしまう理由

2007年、麻疹が関東地方を中心に流行りました。八王子のある大学では学生と職員の80人以上が麻疹に感染したことを受け、大型連休明けまで全授業を休講する大学閉鎖という事態になりました。それは、麻疹ウイルスの感染力は非常に強く、患者とすれちがっただけでうつることもあるからです。

麻疹は麻疹ウイルスの感染によって起こる病気で、その特徴は発熱と全身に広がるピンク色の発疹です。ウイルスが侵入してから10日ほどの潜伏期間を経て、症状があらわれ始めます。39度近い熱が出て、せき、鼻水などが2～3日続き、いったん熱が下がりますが、再び高熱が出ます。口の中には「コプリック斑《はん》」と呼ばれる白い斑点がいくつもでき、全身に発疹が広がります。

麻疹が発症すると、抗生物質やその他の薬を飲んでも症状を軽くすることも、病気の期間を短くすることもできません。放置するしかありません。

麻疹は子どもがかかる病気と思いがちですが、大人もかかります。実際、２００７年の流行の中心になっていたのは高校生でした。本来、麻疹は子どものかかる病気ですが、大人に流行したのはなぜでしょうか？

子どものころ麻疹ワクチン接種をしなかった人たちが麻疹ウイルスに触れて発症しましたが、**子どものころにワクチンを接種した人も発症していました。**麻疹ワクチンはウイルスの毒性を弱めてつくった生ワクチンですから、大人になってからも有効なはずです。

なぜ、麻疹ワクチンを接種したにもかかわらず発症したのでしょうか？　こういうことです。１回の麻疹ワクチン接種で90パーセントの人が免疫を獲得したとします。残りの10パーセントの人は免疫が十分でないので、患者と接触すると感染することになります。２回接種すれば大丈夫と思ってもそうはいきません。２回接種してもなお１パーセントの人は免疫を十分に獲得していないので、患者に接触すると感染します。すなわち、免疫力を高めようとすれば、１～２回では足らず、何回もワクチン接種をする必要があるのです。

また、発症しても高熱が出ない、発熱期間が短いなど症状が軽いため、麻疹と気づかない人も多く確認されました。このような麻疹を「修飾《しゅうしょく》麻疹《ましん》」と呼びます。修飾麻疹は、麻疹に対する免疫力が不足したことが原因で起こったのです。

なぜ、麻疹に対する免疫力が不足したのでしょう？　ワクチン接種によって免疫ができますが、かつては、これが周囲にいた患者によって強化されていたのでしょう。これを「ブースター効果」と呼びます。しかし今では、周囲に麻疹患者がいなくなったため、ブースター効果がなくなってしまったようです。

麻疹は感染力が強く、重い病気です。麻疹ウイルスは遺伝子が変身しないので、ワクチン接種が有効です。しかも麻疹ワクチンは生ワクチンなので、長く有効です。しかし、ブースター効果が期待されない今、麻疹ワクチンを2回接種しても発症を完全に防ぐ保証はありません。

幸いなことに、現代の日本では麻疹で死ぬことはありません。麻疹にかかって自然に回復すれば、**麻疹に対する強い免疫を獲得することができます。**

風疹ワクチン

風疹は風疹ウイルスの感染によるもので、発熱と発疹が生じる点で、麻疹に似ています。しかし、風疹による発熱と発疹は、麻疹よりも軽く、しかも短期間で治ることから、「三日ばしか」とも呼ばれます。

風疹は軽い病気なのに、ワクチンでの予防が喧伝されています。妊娠初期に風疹にかかると、まれに胎児に感染し、難聴、心臓病、白内障、精神発達遅滞などの障害、いわゆる先天性風疹症候群の赤ちゃんが生まれる可能性があるからです。妊婦には非常に恐れられています。それなら、女子だけが接種すればいいようなものですが、実際には、男子にも接種されています。

風疹ワクチンは、ウイルスの毒性を弱めてつくった生ワクチンです。風疹ワクチンは麻疹といっしょにＭＲ（麻疹・風疹混合ワクチン）に入っていて、１歳と小学校入学前までに合計２回の接種が行われています。

先天性風疹症候群を防ごうと、子どものころにワクチン接種をしますが、それでも問題を解決することはできないでしょう。風疹も麻疹と同じように、昔は一度かかると二度とかからない病気でしたが、今では状況が変わりました。

赤ちゃんのころに免疫をつくっても、周囲に風疹ウイルスが少なくなったため、ブースター効果が得られず、しかも風疹ウイルスに対する免疫力は時間の経過とともにどんどん低下していきます。この時に、風疹ウイルスに接触すると発症してしまうのです。

ある企業は、妊娠中の女子社員を守ろうと全従業員を対象に予防接種をさせることを決定しました。しかし、こんな大袈裟なことをする必要があるのでしょうか?

女性は妊娠と出産の当事者であり、妊娠中に風疹に感染したくないでしょう。妊娠してからでは風疹の予防接種を受けることはできません。ですから妊娠予定の女性は、まず、風疹に対する免疫があるかどうかを調べる抗体検査を受けて、もし抗体が不十分なら、妊娠していない時期にワクチン接種するとよいでしょう。

B型肝炎ワクチン

B型肝炎は、B型肝炎ウイルスの感染によって起こります。B型肝炎になると、慢性肝炎から肝硬変、やがて肝臓がんを発症することがあります。主な感染ルートは、B型肝炎ウイルスに汚染された血液、汚染された血液からつくられた血液製剤の使用、感染者とのセックス、注射針、ハリ治療、入れ墨などでの針の使い回しです。

2〜3歳までの赤ちゃんは、病原体に対する抵抗力がありません。だから2〜3歳までの赤ちゃんが感染すると、侵入してきたB型肝炎ウイルスを排除できないため、慢性肝炎になりやすいのです。しかし、幼児期をすぎてからB型肝炎ウイルスに感染しても、ウイルスを撃退できます。

このワクチンを必要とするのは、どんな赤ちゃんなのでしょうか？　お母さんがB型肝炎ウイルスのキャリアの赤ちゃんだけです。お母さんがキャリアだと、出産時に赤ちゃんに感染させてしまい、赤ちゃんがキャリアになることがあります。

では、どう対処すればいいのでしょう？　キャリアのお母さんから赤ちゃんが生まれました。しかし、生まれた直後にワクチンを打っても赤ちゃんへの感染を防ぐことはできません。まず、生後12時間以内にB型肝炎免疫グロブリンを注射して、出生時の赤ちゃんへの感染を防ぎます。それから1ヶ月後に、B型肝炎ワクチンを接種して母子感染を防ぐのです。この対策はかなりの成功をおさめました。B型肝炎キャリアのお母さんから生まれた赤ちゃんがキャリアにならずにすんだのです。日本におけるB型肝炎ウイルスのキャリアは激減しました。

このワクチンを必要とするのは、お母さんがB型肝炎ウイルスのキャリアの赤ちゃんだけです。

BCGワクチン

BCGワクチンは、ウシの結核菌の毒性を弱めてつくった結核に対する生ワクチンです。Bはバチルスという細菌名で、Cはカルメット、Gはゲランというこの菌を研究した2人の名前です。

結核は、日本でも古くから知られた病気です。肺結核は江戸時代には労咳《ろうがい》と呼ばれ、不治の病とされていました。日本で結核が猛威をふるったのは明治の後半から大正や昭和の初期のころ（死亡原因の第3位）、それ以後も、1935年から1950年までの15年間、死亡原因の首位を独占してきました。1940年には結核で、人口10万人あたり

２１２・９人が死亡しました。

しかし戦後になると、ストレプトマイシンなどの抗生物質が発見され、結核は完治する病気になりました。抗生物質、ＢＣＧ接種による予防の効果、栄養状態や環境衛生が格段に改善したことで、結核による死亡者は減少を続け、２０１７年には人口10万人あたり１・８人にまで下がりました。死因順位は30位となり、結核は死の病ではなくなりました。

しかし現在、日本では赤ちゃんへのＢＣＧ接種が勧められています。欧米諸国にくらべ、結核の発症率が２～３倍高いというのが、その理由です。この理由は妥当なのでしょうか？

結核を発症するのは高齢者です。彼らは若いころに結核に感染したのですが、免疫力に抑えられていたため、発症しませんでした。しかし、加齢により免疫力が衰えたため、結核が発症したのです。この高齢者が結核菌を放出する可能性はあります。

結核に感染する可能性がある赤ちゃんがＢＣＧワクチンを接種すればいいのです。その可能性があるのは、せきや痰の中に結核菌を排出する結核患者が家庭内にいる場合だけです。この場合には、赤ちゃんはＢＣＧワクチン接種をすべきでしょう。すべての赤ちゃんに打つ必要はないと私は思います。

百日咳、ジフテリア、破傷風ワクチン

このワクチンは3つの感染症（百日咳、ジフテリア、破傷風）を防ぐために接種されるので、三種（DPT）混合ワクチンと呼ばれます。最近、これにポリオも加えて**四種（DPT−IPV）混合ワクチン**となっています。四種とも個別のワクチンとして開発されましたが、それぞれを打つと摂取回数が多くなるという理由で、まとめていっしょに打っているのです。

3つの感染症はかつて猛威を振るい、多くの死者を出しましたが、今では死にいたる病ではなくなりました。すでに紹介した通り、イギリスにおいて15歳以下の子どもの百日咳による死亡率が劇的に低下しました。その理由が栄養と衛生環境の向上であることもすでに説明した通りです。日本では百日咳の患者は出ていますが、2013〜2015年までの3年間を見ると死亡者は毎年1人ずつです。(8)

ジフテリアは、ジフテリア菌の出す毒素による病気です。症状は喉の痛みと発熱で

す。かつてわが国では8万人以上の発症者が出たこともあり、死亡率も高いので恐れられました。しかし今では、死なない病気になりました。1999年以降、日本では発症者さえ出ていません。

破傷風は、破傷風菌の出す毒素によって全身のけいれんが起こり、マヒします。かつては死亡率が高いため、恐れられたものです。そのため1968年から三種混合ワクチンの接種が始まったのです。日本では1996年以降、赤ちゃんの破傷風は報告されておりません。

もう百日咳、ジフテリア、破傷風ワクチンの3つのワクチンを打つ必要はない、と私は思います。万一、発症しても、百日咳とジフテリアは抗生物質の服用、破傷風は免疫グロブリンの注射などで治ります。

インフルエンザワクチンを打ちつづけると免疫力が低下する

インフルエンザだと思っていたら？

政府、テレビ、新聞、医者はこぞってインフルエンザワクチン接種を勧めます。テレビは言うに及ばず、新聞も記事なのかワクチンの宣伝なのか判別できないほど煽ります。本当にインフルエンザワクチンは効くのでしょうか？

ＣＤＣが２０１５年10月４日から２０１６年２月６日までの４ヶ月間にわたり、全米におけるインフルエンザの発生状況と原因を調査したところ、とんでもない事実が明らかとなりました。(9) その事実とは、**インフルエンザの季節に人々が経験する呼吸器系の病気の原因は、A型でもB型でもない、すなわち、別のウイルスや細菌によるものである、**ということです。

内容を紹介します（図表5－5）。全米で患者の呼吸器から採取した27万９０５６件のサンプルを６万２０１６ヶ所のラボで調査したところ、インフルエンザウイルス陽性は７９６６件の２・９パーセントでした！　２月６日（第５週）の調査では、１万７１７５件のサンプルのうち陽性は１５６３件の９・１パーセントでした。このうちA型ウイルス陽性が１１３５件の72・６パーセント、B型ウイルス陽性が４２８件の27・４パーセントでした。

要するに、のどの痛み、頭痛、疲労、微熱、関節痛、せきなどの症状があると、私たちはインフルエンザウイルスが原因だと思いがちなのですが、本当は10パーセントに満

図表5－5　全米におけるインフルエンザ患者陽性率の推移

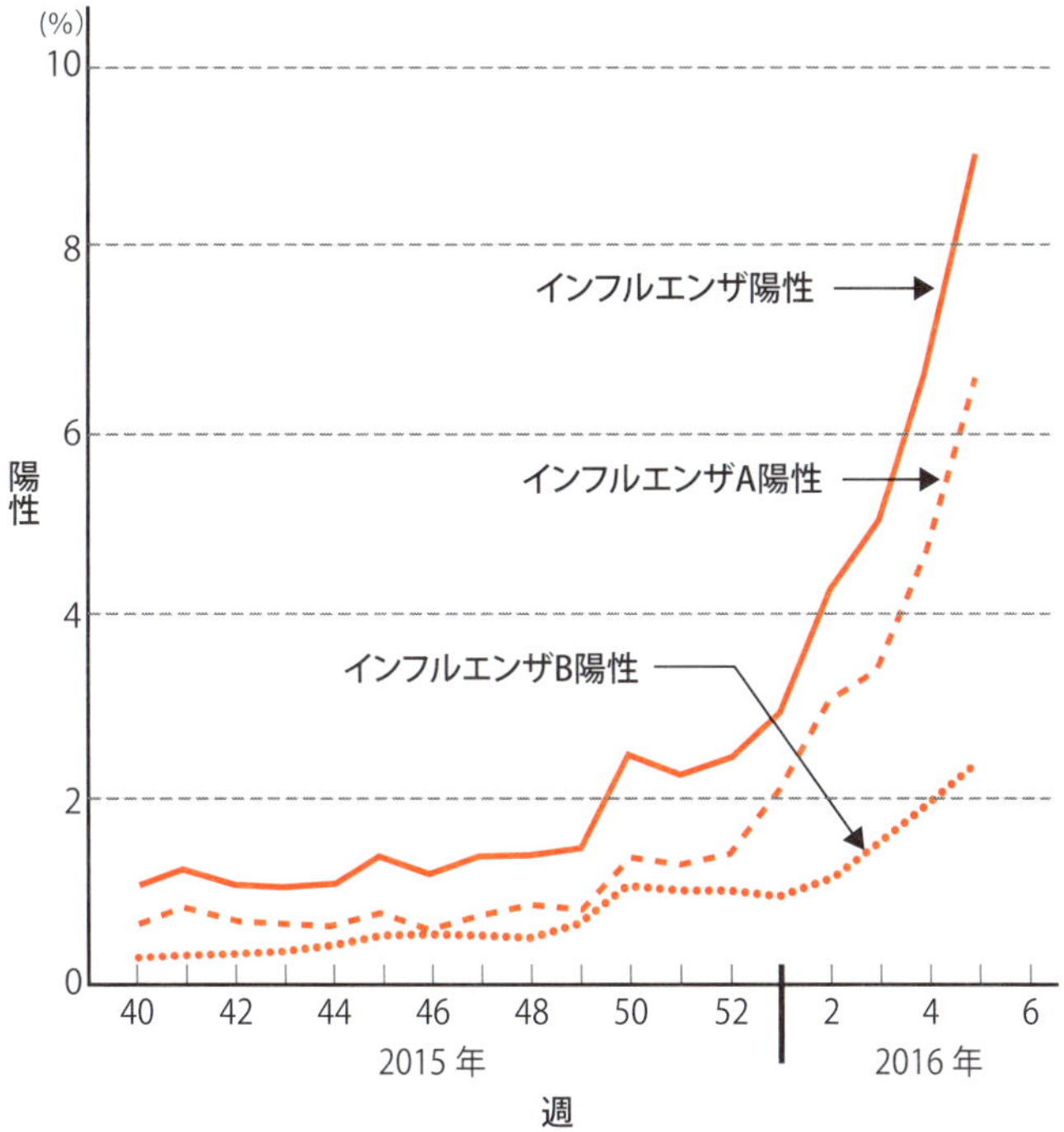

出典：CDC.gov, Feb. 19, 2016. Updade: Influenza Activity- United States Oct.4, 2015-Feb. 6, 2016

たなかったのです。すなわち、90パーセント以上のケースはインフルエンザウイルスが原因ではありません。だから、呼吸器の病気の予防を目的にインフルエンザワクチンを打っても効くわけがありません！

のどの痛み、頭痛、疲労、微熱、関節痛、せきなどの症状がある時、たいていの場合、インフルエンザに関係のない別のウイルスや細菌の呼吸器系への感染が原因なので、今では「インフルエンザ様疾患」と呼んでいます(10)。

２０１５年10月４日から２０１６年２月６日までの４ヶ月間、アメリカで流行した「インフルエンザ様疾患」の主な原因は、インフルエンザウイルスではなかったのです。では、この期間のアメリカが特別だったのでしょうか？　このようなことが日本で起こらないのでしょうか？

インフルエンザワクチンはどれだけ効くのか？

麻疹、天然痘、ポリオは遺伝子が変身しないウイルスなので、ワクチン接種が感染症の予防に有効です。しかし、インフルエンザウイルスはぜんぜん違います。インフルエンザウイルスはヒトに感染するだけでなく、トリ、ウマ、ブタなど多くの動物にも感染します。その上、**インフルエンザウイルスは猛烈なスピードで変身を続けるのです。**そんなウイルスに有効なワクチンをつくるのは、原理的にムリなのです。

こう結論づける理由をもう少し詳しく説明しましょう。ワクチンは、次のシーズンに流行しそうな株を予測し作製されます。これが株屋の予想みたいなもので、頻繁にはずれます。はずれる理由は何でしょうか？

ワクチンのつくり方を見れば納得できます。

まず、世界各地に設置された観測地点からインフルエンザのサンプルを集めて分析し、次のシーズンに流行しそうな株を予測し、これをもとに、A型2種類（H1N1ソ連型、H3N2ホンコン型）とB型1種類を混ぜます。

ウイルス株の決定からワクチンの作製まで、少なくとも6ヶ月かかります。この間にインフルエンザウイルスはどんどん変異します。当然、予測をもとに作製したワクチンは効きません。

ワクチン接種の総本山であるCDCが、インフルエンザワクチンの効果を発表しました。(11)それによると、2004～2018年のうち半分以上の期間で、ワクチンの効果は50パーセント以下でした。しかも、報告されていたワクチンの効果は、実際より高い数値だったのです。インフルエンザを予防する効果を調べたのではなく、血液中の抗体価が高まったことを「有効」と判定してきたのです。

そういうわけで、ウイルスの型が運良く当たった年でさえ、**インフルエンザワクチンの効果は40〜60パーセントと見積もられます。**[11] これは、インフルエンザによって病気になる確率が最もうまくいって60パーセント低下するという意味です。しかし、これが40パーセントの低下かもしれません。どちらにしても、コイントスのようなものです。

接種するほど病気になりやすい？

インフルエンザワクチンの効果は芳《かんば》しくありませんが、国は、毎年、冬になるとインフルエンザワクチンを打つように呼びかけます。インフルエンザを防ぐのにワクチン接種が最善の方法なのでしょうか？　研究によれば、そうではありません。

免疫応答は個人差が大きいだけでなく、多くの要因、たとえば、生涯で最初にインフルエンザウイルスに接した年齢などによっても左右されます。この接触によって子どもの免疫系の応答が変わるのです。もし、生涯で最初に接するインフルエンザウイルスがワクチンウイルスだとしたら、どのように影響するのでしょう。まだ誰も答えることができません。ギャンブルです。

じつは、インフルエンザワクチンを打つほど、インフルエンザにかかりやすくなるようです。例を2つ紹介します。

メイヨー・クリニックのアブニ・ジョシ博士は、毎年、ワクチンを接種すると免疫力が低下することを報告しました[12]。6ヶ月から18歳までの263人の子どもを対象に、1996年から2006年にわたりインフルエンザワクチン接種の有無、入院の有無を調査したところ、ワクチンを接種した子どもは、接種しなかった子どもにくらべ、インフルエンザにかかって入院するリスクが3倍に上昇することが確認されました。

また、マーシャルフィールド臨床センターのホアング・マクリーン博士は、9歳以上を対象にインフルエンザワクチンを何度も打った時の効果を報告しました[13]。その結果、**インフルエンザへの抵抗力は、過去5年間にインフルエンザワクチンを打たなかった人が最も高いことが明らかになりました。**ワクチンを打つほど免疫力が低下し、病気にかかりやすくなるようです。

自然に感染し免疫をつくればいい

インフルエンザワクチンの効きを低下させているもうひとつの理由は、麻疹、風疹は生ワクチンですが、インフルエンザワクチンは不活化ワクチンだからです。

不活化ワクチンは、からだのなかでウイルスが増殖しないようにホルマリンで殺したものです。ですから、このワクチンを接種して体内でできた抗体は長続きしません。

しかも、日本のインフルエンザワクチンは、死んだウイルス全体を使うのではなく、ウイルスの表面についているタンパク質を集めたコンポーネントワクチン（成分ワクチン）です。かつて日本でも、死んだウイルス全体を使っていましたが、副作用が多かったため、現在はタンパク質だけを集めてワクチンが作製されているのです。

だから、運良くウイルスの型が当たった年にインフルエンザワクチンを打ったとしても、ウイルスのタンパク質だけを捕らえる、短期間だけ有効な抗体ができます。しかし、**この抗体は変身を続けるウイルスには効果がありません。**

対照的に、自然にインフルエンザウイルスに感染すれば、ウイルス全体に対する抗体ができるだけでなく、体内に入って変身を続けるウイルスに対しても抗体ができます。だから、ワクチンなど打たずに、自然に感染し抗体をつくるのがよいのです。

インフルエンザワクチンは効きません。インフルエンザワクチン接種はムダであるばかりか、お金もかかり、副作用の危険があります。

まず、ウイルスを不活化するのにホルマリン、ワクチンの腐敗防止に水銀を含むチメロサールが使用されています。それから、まれに、運動神経が冒され手足に力の入らなくなるギランバレー症候群も引き起こされます。

ＨＰＶワクチンの副作用

ＨＰＶ感染は子宮頸がんの原因ではない

十代の若者の性が解放され、活発化する傾向にあるようです。ＳＴＤ（性行為感染症）のなかで最も蔓延しているのが、ＨＰＶ（ヒトパピローマウイルス）の感染です。

ＨＰＶは１００種類を超える型がありますが、そのなかでＨＰＶ-16とＨＰＶ-18が子宮頸《しきゅうけい》がんの患者の７割で見つかっています。

それなら、ＨＰＶ－16とＨＰＶ－18に対するワクチン接種をしてウイルス感染を防げば、子宮頸がんを予防できる、とワクチン業者（製薬会社）が主張しました。こうしてできたワクチンがガーダシル（メルク社）とサーバリックス（グラクソ・スミスクライン社）です。

しかし、２００３年3月、ＦＤＡ（米食品医薬品局）はこう認めています。

「ＨＰＶ感染が子宮頸がんの原因ではない。ＨＰＶに感染しても90パーセントの人がウイルスを根絶し、残りの10パーセントの人が持続感染となる。これが、発がんの因子となるかもしれない」

こういうわけで、そもそも子宮頸がん予防のためのワクチン接種というのは、根拠が薄いのです。

それでも、製薬会社による積極的な宣伝と執拗《しつよう》なロビー活動により、このワクチンはＦＤＡに承認され、いまや世界１００ヶ国以上で販売されています。そのうちのひとつが日本なのです。

ＨＰＶワクチンを有効にするのに、３回の接種が必要です。約5万円の費用がかかります。２０１０年度から国の助成が始まりましたが、接種希望者は少数でした。そこで、２０１３年4月、小学6年から高校1年の女子を対象に無料で接種することにしました。こうしてＨＰＶワクチンの定期接種が始まりました。

しかし、深刻な副作用がすぐにあらわれました。たとえば、痛みが止まらない、手足がしびれる、腕の色が紫に腫れ上がり上げることもできない、頭痛、内臓が飛び出るほどの吐き気、失神など。しかも、これらの深刻な副作用が頻繁に発生しました。

当然、全国でワクチン接種の中止を求める声が上がりました。その結果、厚労省は、ＨＰＶワクチン接種による副反応などの発生頻度について国民にわかりやすく説明できるまでは、「接種を積極的に勧めない」と結論づけました。こうしてスタートからわずか75日で、ワクチン接種に対する評価は１８０度転換したのです。

ワクチンシステム全体を覆う不正

筆者がガーダシルとサーバリックスについての論文を精査したところ、ワクチン推奨者の主張する根拠が揺らいでいることを確認できました。

ワクチン接種によって永続的な障害、神経障害、死といった副作用が生じています。しかし、国、製薬企業、研究所に真実を追求する姿勢は見られません。HPVワクチンの例を見ると、ワクチンシステム全体を覆う不正の様子がよくわかるので、やや詳しく紹介します。

CDCやVAERS（ワクチン有害事象報告制度）[14]のデータベースから、2006年に発売されたガーダシルの少女への副作用により、2012年11月までに世界で障害2万7485件が発生し、121人が死亡しました。その中には11歳の少女も含まれます[15]。

そして2013年12月には障害3万件、死者は150人以上になりました。ワクチンの副作用は、ごく一部分が医師たちによって報告され、VAERSのデータベースに登録されているのですが、不幸なことにアメリカでも多くの親たちは、ワクチン接種による副作用を報告する制度が存在することさえ知りません。

メルク社は、ガーダシルを発売する際に「最初の抗がんワクチン」と銘打って大々的に宣伝しました。メルク社はマスコミを使って、子宮頸がんの危険性を過度に訴え、女性を驚かせて、恐怖心を煽り、ワクチンを販売したのです。

ほとんどのワクチンと薬はＦＤＡによって認可される前に、数年にわたる治験を行うのですが、ガーダシルには優先権利が与えられたため、６ヶ月の治験ですませたのです。

そしてマーケティング活動が過剰であることを批判されたメルク社は、大衆にＨＰＶについての啓蒙活動をしたのであって、販売を目的としたものではない、と強弁しました。しかし、このウソはすぐに明らかになりました。ＦＤＡの承認前にメルク社が全米50州でガーダシルの接種を義務化させるためのロビー活動をしていたことが発覚したからです。

もともと、ガーダシルは不要なのです。アメリカではパップテスト（子宮頸がんを発見するための細胞診検査）の導入によって子宮頸がんの発生件数は年間２０００件と、約80パーセントも低下しました。ほとんど（約90パーセント）のＨＰＶ感染は自然に治ります。しかし、アメリカでも、11～26歳の女性にガーダシルワクチンを打つことを義務化しようとするキャンペーンは止むことがありません。

ワクチンは病院で接種されるだけではありません。学校でも大学でも親と娘にワクチン接種への圧力をかけ続けます。そして、医者は接種を拒む親に向かって堂々と診療拒否を宣言するまでになりました。アメリカでは、ワクチン接種に関してインフォームドコンセントが存在しないのです。ほとんどの親と娘は、ガーダシルワクチン接種への同意がどんなリスクを含んでいるかについて何も知らされることなく、打たれています。

他のワクチンはガーダシルよりも頻繁に接種する必要がありますが、VAERSに報告された副作用が一番多いのは、ガーダシルです。しかし、たとえ副作用があっても、報告する義務はありません。さらに、VAERSデータベースに登録されたワクチンの副作用は、全体の10パーセント以下、あるいは1パーセントとされています。(16)

要するに、ワクチンの副作用は膨大なものであるが、それが極端に矮小化されているということです。

脳にダメージが発生する

HPVワクチン接種によってどんな被害が出たのでしょう。例を示しましょう。

2007年、中学1年生のアレックス・ウルフさんは1型糖尿病でしたが、インスリンを注射して血糖をうまくコントロールできていました。学業も優秀でした。彼女は、夏休みに祖父母の住むドイツを訪問する計画を立てました。彼女が糖尿病をコントロールできているので、主治医も、ひとりでのドイツ旅行も問題ないと確信していました。

主治医は、旅行前の彼女にガーダシルの最初の接種を勧め、彼女はこれに従いました。旅行は順調でした。しかし、帰国したアレックスを見た母は、娘が以前とどこか違ってしまったように感じました。その後、彼女は２度目のガーダシル接種を受けました。その直後、彼女の性格がすっかり変わりました。

わりとシャイな性格だったアレックスが、急に社交的になり、人とハグするようになったのです。しかし、イライラしがちになり、食欲を抑えるのが難しくなりました。やがて１日に何度も嘔吐するようになりました。これは糖尿病には好ましくありません。

心配した母は、アレックスを内分泌科、心臓科、胃腸科など、多くの病院に連れて行き、診断テストを受けさせ、アドバイスをもらいました。しかし、医者たちのすすめることは何ひとつ助けになりません。万一に備え、彼女はいつもバケツを携帯していました。ひどい不眠症と過食のせいで、登校もできなくなりました。

そして２００８年１月、彼女は３度目のガーダシル接種を受けました。それから２週間以内に、彼女は入院したのです。双極性障害と診断され、向精神薬を処方されるところまで、状態は悪化しました。

彼女に精神的な問題があるなど、母は信じませんでした。原因は別のことにある、と母は気づいたのです。数ヶ月間、彼女はいくつかの病院を入ったり出たりしましたが、症状は改善しません。そして、ついにある医者が彼女にそれまで他の医者がまったく気づかなかった、けいれんがあることを発見しました。

そして脳波、MRI、脊椎《せきつい》穿刺《せんし》の検査をした後に医者が出した結論は、「脳炎、外傷性脳損傷、けいれん障害」というものでした。なぜこのようなことになったのでしょうか？　アレックスの母はひとつの結論を出しました。

アレックスはガーダシルを接種する前は健常でしたが、接種した後に症状があらわれ、しかも症状は接種するごとに悪化しました。ガーダシルがアレックスの脳にダメージを与えたのです。

HPVはがんを引き起こさない

本当の問題は何か？

ワクチン接種について、本当に問題にすべきは何でしょう？　このワクチンを接種する利益は何か、そして利益はリスクより大きいのか、です。それは、けいれん、脳の障害、自己免疫疾患の発生するリスクに対して子宮頸がんを低下させるかもしれないという利益の比較です。

しかし、ガーダシルを接種しても、パップテストは欠かせません。メリットとデメリットを天秤にかけると、接種するかしないかの判断は容易にできます。ガーダシルの場合、ワクチン接種のデメリットはメリットをはるかに超えています。

残念ながら、医療従事者はワクチン製造業者の提供する情報を読み、それに従う傾向があります。この情報にはデメリット（リスク）が十分に開示されてないので、医療従事者は患者への適切なアドバイスができないのです。

実際に、すべての女性が一生の間に一度はHPVに感染すると考えられています。メルク社が隠しているのは、すでに確立した明らかな事実です。それは、**90パーセントの**

HPVは、病気を引き起こすことなく、したがって治療する必要もなく、放置しておけば2年以内に自然に治るということです。[17]

また、ガーダシルの効果を調べる試験で、がん予防を確認したものはひとつもありません。子宮頸がんが発生するのに20~40年かかりますが、研究は5年で打ち切られました。これでは、実際にがんが発生するかどうかを確認できません。そこで、メルク社の研究者は、がんの発生を確認する代わりに、異常細胞が見つかればがんが発生したことに設定したのです。これを代用エンドポイントといいます。

彼らが代用エンドポイントに選んだ子宮頸部に見られる異常が、最終的にがんになるという証拠はありません。にもかかわらず、彼らはこの仮説を採用したのです。

メルク社は、ガーダシルの効果についての前提が推測にもとづいていることを決して公表してきませんでした。先に説明したように、実際、すべての場合ではないにしても、子宮頸部に見られる異常のほとんどは、何もしなくても自然に治るのです。[17]

メルク社は母と娘にガーダシルを接種するように奨励しますが、同社の研究では、**このワクチンの有効期間は5年なのです。**[18]もし11歳の少女がガーダシルを接種すれば、彼女が16歳になった時には、効果はなくなります。この情報はとても大事ですが、メルク社は自ら開示しませんでした。ワクチンが5年しか有効でないと知ったら、母娘はワクチンを打たなかったかもしれません。

最も重要なことは、先に触れた通りガーダシルを打った後に深刻で、命を危険にさらす副作用が非常に多く発生していることです。先に述べたもの以外にも多くの症状が報告されています。全部を書くとあまりに長くなるので、一部を列挙します。

頭痛、腹痛、けいれん、関節炎、不眠、アナフィラキシー、筋肉マヒ、横断性脊髄炎、多発性硬化症、急性散在性脳脊髄炎（ＡＤＥＭ）、運動失調、上腕神経炎、視力喪失、顔面マヒ、深部静脈血栓症、肺塞栓《そくせん》症、慢性疲労症候群、失明、膵臓炎、失語症、記憶喪失など。

ワクチンを打たない日本は世界で最も健康な国

日本を「ワクチン後進国」などといい、医者やワクチン業界の人々がメディアを通してワクチン接種を煽っています。ワクチン先進国のアメリカを見習えということでしょうか？

アメリカは、国民にワクチン接種を義務づけることで健康を増進することを目標に掲げます。一方、同じ目的でかつて日本はワクチン接種を義務としていましたが、1994年、ワクチン接種を義務ではなく、個人の自由としました。自由の国アメリカは、ワクチン接種に関して不自由の国です。幸い、日本はワクチンに関しては自由の国です。

論より証拠。どちらがより健康なのでしょう。統計を見ると明らかです。ワクチンを打たない日本は世界で最も健康な国なのです。

日本は世界で最も長寿な国であると同時に、乳児の死亡率も最も低い国です。2017年の出生数1000人当たりの乳児の死亡率は、日本は1・9人、アメリカは5・7人です。要するに、**アメリカで生まれた赤ちゃんは日本で生まれた赤ちゃんより3倍も死にやすいのです**[19]**。**

日本人が世界で最も健康であることの要因のひとつは、日本の子どもはアメリカの子どもにくらべ、接種するワクチンの回数が少ないことです。**アメリカでは0〜5歳までに38回のワクチン接種が義務づけられているのです。**これが、アメリカの子どもに自閉症が爆発的に増加している要因のひとつと指摘されています。

ワクチン接種によって発達途上にある子どもの脳内で炎症が起こることが、自閉症などの発達障害の引き金となっていると考えられます。


日本人が1994年にワクチン接種の自由を獲得したことが、健康を得た大きな要因のひとつである、と私は思います。この自由を大切にすべきです。この自由は日本人が多くの代償を払い、苦しい思いをして学び、獲得した権利であるからです。

多くの子どもたちがワクチンの副作用に苦しみ、亡くなりました。この痛い経験を通し、日本人は子どもへの過剰なワクチン接種による危険についてよく学び、MMR（麻疹、おたふく風邪、風疹の3つの混合ワクチン）接種に強く反対したのです。

MMR接種によって、多くの子どもに無菌性髄膜《ずいまく》炎、手足のマヒ、突然死などの深刻な副作用が起こりました。そこで日本政府は1993年にMMRをワクチンプログラムから取り除いたのです。子どもたちが苦しんだ深刻な健康被害というデメリットは、ワクチン接種によるメリットを上回ると政府が決断したのです。

MMRワクチンは数年にわたり論争されました。最も多く議論されたのは自閉症との関係です。ワクチンが自閉症を引き起こすと非難された事実にもかかわらず、ワクチン推奨者たちはワクチンと自閉症との関係を否定します。最近（２０１４～２０１６年）の統計で、アメリカの子ども36人に１人が自閉症なのです[20]。男の子ではこれ以上に高い数値が出ています。幸い、日本ではＭＭＲワクチン接種はすっかりなくなりました。

ここで日本でのＭＭＲワクチンの顚末《てんまつ》を簡単に述べておきます。

ＭＭＲワクチンは１９８９年４月に導入されました。ワクチン接種が始まるやいなや、副作用が頻発しました。前橋医師会は高熱を出す赤ちゃんが多いことに気づきました。後でわかったのですが、高熱は、ワクチン接種による無菌性髄膜炎によるものでした。

同医師会が追跡調査したところ、無菌性髄膜炎の発症は１８４人に１人でした。そして接種を始めて２ヶ月後の１９８９年６月、同医師会は独自の判断で接種を中止したのです。

厚生省は「無菌性髄膜炎は10万人から20万人に１人で後遺症を残すほどではない」と主張し、同医師会の報告を否定し、接種を勧めました。しかし実際には、無菌性髄膜炎の発症はこれよりはるかに多かったのです。

ＭＭＲワクチンによる副作用が表面化するなか、厚生省は１９８９年12月28日、各都道府県に対し「保護者からの申し出がある時に限り、ＭＭＲワクチンを接種するように」との通知を出しました。それまでの強制的な接種を撤回するものでした。

それでも１９８９年から１９９４年までの４年間で、１８３万人がＭＭＲワクチン接種を受け、１７５４人の子どもが無菌性髄膜炎を発症しました。結局、１９９３年４月まで接種を４年間強行したのです。この間の被害者は、同省に報告されただけでも、死亡５人を含む１７６２人にのぼりました。

そして１９９４年、予防接種法が改正され、ワクチンは強制接種から希望者のみが接種する制度に変わったのです。こうして日本のワクチン政策は歴史的に転換したのです。

西欧諸国はワクチンと公衆衛生について、多くのことを日本から学ぶべきでしょう。日本はワクチンと公衆衛生に関して世界で最も進んだ国なのです。

第５章のまとめ

- 20世紀の先進国におけるワクチンの寿命延長への貢献度は、１パーセントかそれ以下だと推測されています。
- ワクチンに含まれるチメロサール（エチル水銀）は人体にも有毒。アジュバント（増強剤）として使用されるアルミニウム化合物は、赤ちゃんの脳にダメージを与える可能性が指摘されています。
- 日本人がポリオに感染する可能性はほとんどなく、ポリオワクチンや四種混合ワクチンを接種する必要はありません。
- 麻疹ワクチンを打っても、麻疹を発症するケースも散見されます。いちど麻疹にかかって自然に回復すれば、麻疹に対する強い免疫が獲得できます。
- 風疹ワクチンは妊娠する予定のある女性のみ、Ｂ型肝炎ワクチン、ＢＣＧワクチンは限られた一部の対象者だけが接種すればいいでしょう。
- インフルエンザワクチンでインフルエンザが予防できる確率は、ウイルスの型が運良く当たった年で40～60％。また、インフルエンザワクチンを毎年打ち続けると免疫力が低下し、インフルエンザにかかりやすくなります。
- 重大な副作用をもたらすＨＰＶワクチンを打つ必要はありません。

(12) Children Who Get Flu Vaccine Have Three Times Risk Of Hospitalization For Flu, Study Suggests.

ScienceDaily.20 May 2009.

<www.sciencedaily.com/releases/2009/05/090519172045.htm>

(13) HQ. McLean et al., Impact of Repeated Vaccination on Vaccine Effectiveness Against Influenza A(H3N2) and B During 8 Seasons, Clinical Infectious Diseases, Volume 59, Issue 10, 15 November 2014, Pages 1375–1385.

(14) VAERSはThe Vaccine Adverse Event Reporting Systemの略。アメリカのワクチン有害事象報告制度のこと。

(15) G. Null, HPV vaccines: Unnecessary and Lethal,

http://www.greenmedinfo.com/blog/hpv-vaccines-unnecessary-and-lethal

Posted on: Monday, April 14th 2014

(16) Electronic Support for Public Health–Vaccine Adverse Event Reporting System (ESP:VAERS)

Lazarus, Ross et al., Harvard Pilgrim Health Care, Inc.

(17) Cervical Cancer, American Cancer Society, Cancer.org/cancer/cervical cancer/detailed, guide http://www.cancer.org/Cancer/CervicalCancer/DetailedGuide/index, 2019年1月2日閲覧。

(18) L. Tomljenovic and CA. Shaw, Human Papillomavirus (HPV) Vaccine Policy and Evidence-Based Medicine: Are They at Odds? Annals of Medicine December 22, 2011.

(19) 乳児死亡率を見ると、日本は1歳未満の乳児あたり1.9人、アメリカは5.7人です。https://www.globalnote.jp/post-12582.html 2018年12月24日閲覧。

(20) B. Zablotskyet al., Estimated prevalence of children with diagnosed developmental disabilities in the United States, 2014–2016. NCHS Data Brief, no 291. Hyattsville, MD: National Center for Health Statistics. 2017.

参考文献&脚注は266ページから始まります

sue 6, Pages 589-591. アルミニウムの神経毒性を解説した総説。

CA. Shaw et al., Administration of aluminium to neonatal mice in vaccine-relevant amounts is associated with adverse long term neurological outcomes. J Inorg Biochem. 2013 Nov; 128: 237-44. アルミニウム化合物を注射したマウスの行動に異常が発生したことを示す論文。

M. Mold et al., Aluminium in brain tissue in autism, Journal of Trace Elements in Medicine and Biology, Volume 46, March 2018, Pages 76-82. 自閉症患者の脳に大量のアルミニウムが蓄積していることを示す論文。

（6） MM. Ali et al., Locomotor and learning deficits in adult rats exposed to monosodium-L-glutamate during early life. Neurosci Lett. 2000 Apr 21; 284 (1-2): 57-60.

（7） DH. Allen et al., Monosodium L-glutamate-induced asthma. J Allergy Clin Immunol. 1987 Oct; 80 (4): 530-7.

（8） 百日せきワクチン　ファクトシート2017年２月10日
https://www.mhlw.go.jp/file/05-Shingikai-10601000-Daijinkanboukouseikagakuka-Kouseikagakuka/0000184910.pdf
2019年1月1日閲覧。

（9） Morbidity and Mortality Weekly Report (MMWR)

CDC.gov, Feb. 19, 2016. Update: Influenza Activity – United States Oct.4, 2015-Feb. 6, 2016.

https://www.cdc.gov/mmwr/volumes/65/wr/mm6506a3.htm?s_cid=mm6506a3_e　2019年1月1日閲覧。

（10） J. Clopton, 'Flu-Like' Illnesses Spread Misery Nationwide, WebMD. Mar. 14, 2017.

（11） Vaccine Effectiveness - How Well Does the Flu Vaccine Work?

https://www.cdc.gov/flu/about/qa/vaccineeffect.htm　2019年1月1日閲覧。

(14) T. Sharma et al., Suicidality and aggression during antidepressant treatment: systematic review and meta-analyses based on clinical study reports. BMJ 2016; 352. (Published 27 January 2016)
BMJ論文をもとにしたS. Knapton氏による記事はTelegraph誌に掲載されています。

S. Knapton, Antidepressants can raise the risk of suicide, biggest ever review finds, The Telegraph, 27 January 2016.

(15) KR.Urban and WJ.Gao, Performance enhancement at the cost of potential brain plasticity: neural ramifications of nootropic drugs in the healthy developing brain, Front Syst Neurosci. 2014; 8: 38.

第5章　子どもにワクチンを注射しても大丈夫か？

(1) EH. Kass, Infectious Diseases and Social Change, The Journal of Infectious Diseases, Vol.123, No.18 (1971) 110-114, Oxford University Press.

(2) JB. McKinlay, SM. McKinlay. The questionable contribution of medical measures to the decline of mortality in the 20th century. Milbank Memorial Fund Quarterly, Summer 1977,405-428.

(3) B. Guyer et al., Annual Summary of Vital Statistics: Trends in the Health of Americans During the 20th Century, Pediatrics,December 2000, VOLUME 106 / ISSUE 6.

(4) Dr. GreenMom, Vaccine Ingredients, a doctor's vision, a mother's love

http://www.drgreenmom.com/vaccines/vaccine-ingredients/　2019年1月2日閲覧。

(5) L.Tomljenovic et al., Autism Spectrum Disorders and Aluminum Vaccine Adjuvants, Comprehensive Guide to Autism pp 1585-1609. 自閉症とアルミニウム化合物の関係性を示す論文。

C. Exley, What is the risk of aluminium as a neurotoxin? Expert Review of Neurotherapeutics, Volume 14, 2014 - Is-

（6）M. Tashiro et al., Surveillance for neuraminidase-inhibitor-resistant influenza viruses in Japan, 1996–2007. Antiviral Therapy 2009,14,751-761.

（7）T. Jefferson et al., Neuraminidase inhibitors for preventing and treating influenza in adults and children, Cochrane Systematic Review - Intervention Version published: 10 April 2014.

（8）「抗インフルエンザウイルス薬の安全性について」医薬品・医療機器等安全性情報 No.349　2017年12月

https://www.mhlw.go.jp/file/06-Seisakujouhou-11120000-Iyakushokuhinkyoku/0000189771.pdf

（9）子どもへの向精神薬処方の経年変化に関する研究について、一般財団法人　医療経済研究・社会保険福祉協会、奥村泰之 平成27年1月13日。https://www.ihep.jp/news/popup.php?seq_no=53

（10）Julie Woodward Memorial, K. Caruso　http://www.suicide.org/memorials/julie-woodward.html
Suicide.org は自殺を予防するために立ち上げられたサイトです。

（11）Matthew, aged 14, Brian, http://antidepaware.co.uk/mathew-aged-14/

（12）http://antidepaware.co.uk/　抗うつ薬の危険性を警鐘するサイト

（13）A. Cipriani et al., Comparative efficacy and tolerability of antidepressants for major depressive disorder in children and adolescents: a network meta-analysis. Lancet, 388, ISSUE 10047, P881-890, August 27, 2016.
Lancet論文をもとにしたS. Knapton氏による記事はTelegraph誌に掲載されています。

S. Knapton, Antidepressant in young people may do more harm than good, warn scientists. The Telegraph, 8 June 2016.

(21) RA. Hites et al., Global assessment of organic contaminants in farmed salmon. Science 2004 Jan 9; 303 (5655): 226-9.

(22) Wild vs Farmed Salmon: Which Type of Salmon Is Healthier?

J. Leech, Health Line June 4, 2017.

(23) Self Nutrition Data Wild Atlantic Salmon.

http://nutritiondata.self.com/facts/finfish-and-shellfish-products/4102/2

(24) Self Nutrition Data Farmed Atlantic Salmon.

http://nutritiondata.self.com/facts/finfish-and-shellfish-products/4258/2

第４章　子どもに薬を飲ませても問題ないのか

(１) JE. Brody, FEVER: NEW VIEW STRESSES ITS HEALING BENEFITS, NY Times, DEC. 28, 1982.

(２) Fever therapy revisited, U. Hobohm, Br. J. Cancer. 2005 Feb 14; 92 (3): 421-425.

(３) アセトアミノフェンは解熱鎮痛薬で、日本では商品名カロナール、アメリカではタイレノールの商品名で販売されています。

(４) NSAIDs（非ステロイド性抗炎症薬）とは、ステロイドではない、抗炎症薬の総称。
NSAIDsは抗炎症、鎮痛、解熱の３つの作用を持ちます。おもな例は、アスピリン、ジクロフェナク、メフェナム酸、イブプロフェン、ロキソプロフェン、インドメタシンです。

N. Bakalar, Pain, Relievers Tied to Immediate Heart Risks, NY Times May 9, 2017.

(５) FDA Drug Safety Communication: FDA restricts use of prescription codeine pain and cough medicines and tramadol pain medicines in children; recommends against use in breastfeeding women. https://www.fda.gov/Drugs/DrugSafety/ucm549679.htm

(13) D. McCann et al., Food additives and hyperactive behavior in 3-year-old and 8/9-year-old children in the community: a randomized, double-blinded, placebo-controlled trial, Lancet, 370, 1560-1567 (2007).

(14) K. Gilliland & D.Andress, Ad lib caffeine consumption, symptoms of caffeinism, and academic performance. The American Journal of Psychiatry, 138 (4), 512-514 (1981).

(15) NJ. Richardson et al., Mood and performance effects of caffeine in relation to acute and chronic caffeine deprivation. Pharmacol Biochem Behav. 1995 Oct; 52 (2): 313-20.

(16) AC. Granholm et al., Effects of a Saturated Fat and High Cholesterol Diet on Memory and Hippocampal Morphology in the Middle-Aged Rat, J Alzheimers Dis. 2008 Jun; 14 (2): 133–145.

(17) BA. Golomb , A. K. Bui, Trans Fat Consumption and Memory, PLOS one A Fat to Forget: June 17, 2015

(18) 農林水産省HPを閲覧すると、「日本では、食品中のトランス脂肪酸について、表示の義務や濃度に関する基準値はありません」と記載されています。（アクセス日時、2018年12月28日）
http://www.maff.go.jp/j/syouan/seisaku/trans_fat/t_wakaru/

(19) CD. Gardner et al., Micronutrient quality of weight-loss diets that focus on macronutrients: results from the A TO Z study. Am. J. Clini. Nutr. 2010, 92,304.

(20) J. Mercola, Farmed salmon contaminated with toxic flame retardants, July 25, 2018

https://articles.mercola.com/sites/articles/archive/2018/07/25/farmed-salmon-contaminated-with-flame-retardants.aspx

N. Daniel, Fillet-Oh-Fish, https://www.youtube.com/watch?v=Mxo6qmmwe-I

https://articles.mercola.com/sites/articles/archive/2018/03/24/why-farmed-salmon-are-toxic.aspx

(5) GA. Bray, Consumption of high-fructose corn syrup in beverages may play a role in the epidemic of obesity. The American Journal of Clinical Nutrition, Volume 79, Issue 4, 1 April 2004, Pages 537–543.

(6) KL. Stanhope, PJ. Havel, Endocrine and metabolic effects of consuming beverages sweetened with fructose, glucose, sucrose, or high-fructose corn syrup. The American Journal of Clinical Nutrition, Volume 88, Issue 6, 1 December 2008.

(7) KR. Tandel, Sugar substitutes: Health controversy over perceived benefits, J Pharmacol Pharmacother. 2011 Oct-Dec; 2 (4): 236–243. 人工甘味料の安全性についての論争の総説。

J. Mercola and K. Pearsall , Sweet Deception, Thomas Nelson, Inc. 2006.

(8) JM. Price et al., Bladder tumors in rats fed cyclohexylamine or high doses of a mixture of cyclamate and saccharin. Science. 1970 Feb 20 ;167 (3921): 1131-2. サッカリンによってラットの膀胱にがんが発生するという論文。

(9) RW. Morgan, O. Wong, A review of epidemiological studies on artificial sweeteners and bladder cancer. Food Chem Toxicol. 1985 Apr-May; 23 (4-5): 529-33. サッカリンとヒトの膀胱がんには関係がないという論文。

(10) ML. Karstadt, Testing Needed for Acesulfame Potassium, an Artificial Sweetener. Environ Health Perspect. 2006 Sep; 114 (9): A516. 発がん性を調べる動物実験が不十分であるという論文。

(11) NI. Ward et al., The influence of the chemical additive tartrazine on the zinc status of hyperactive children: A double-blind placebo-controlled study. J. Nutr. Med., page 51-57,published online 13 Jul 2009.

(12) B. Bateman et al., The effect of a double blind, placebo controlled, artificial food colorings and benzoate preservative challenge on hyperactivity in a general population sample of pre-school children, Archives of Disease in Childhood, 89, 506-511 (2004).

(15) J.M. Greenblatt et al., Folic acid in neurodevelopment and child psychiatry.Prog Neuropsychopharmacol Biol Psychiatry. 1994 Jul;18 (4): 647-60.

(16) RR. Briefel et al., Zinc intake of the U.S. population: findings from the third National Health and Nutrition Examination Survey, 1988-1994. J Nutr. 2000 May;130 (5S Suppl): 1367S-73S.

(17) 平成27年国民健康・栄養調査における食品群別摂取量

(18) J. Penland et al., Zinc Affects Cognition and Psychosocial Function of Middle-School Children. The FASEB Journal Conference: Experimental Biolog, April 2005.

第3章　子どもの脳に悪い食べ物

(1) A.Schauss, Nutrition and behavior, J. of Applied Nutrition, no1, 30-35 (1983).

(2) 多くの論文が発表されています。いくつかを紹介します。

攻撃的行動：D.Benton et al., Biological Psychology 14, nos 1-2,129-135 (1982).

不安：M.Bruce and M.Lader, Psychological Medicine, 19,211-214 (1989).

多動：R. Printz and D.Riddle,Nutrition Review,43, suppl, 151-158 (1986).

うつ：L.Christensen,Journal of Applied Nutrition 40,44-50 (1988).

学習障害：M.Colgan and L.Colgan,Nutrition and Health 3 69-77 (1984).

(3) SJ. Schoenthaler, The effect of sugar on the treatment and control of antisocial behavior: A double-blind study of an incarcerated juvenile population. International Journal of Biosocial Research, 3(1), 1-9 (1982).

(4) D.Benton et al, Mild hypoglycemia and Questionnaire measures of aggression, Biological Psychology 14 no 1-2 129-135 (1982).

(6) LJ.Stevens et al., Essential fatty acid metabolism in boys with attention-deficit hyperactivity disorder. Am J Clin Nutr. 1995 Oct; 62 (4) :761-8.

(7) A. Richardson and B. Puri, A randomized double-blind, placebo-controlled study of the effects of supplementation with highly unsaturated fatty acids on ADHD-related symptoms in children with specific learning difficulties, Prog. Neuropsychopharmacol. Biol. Psychiatry, Vol 26 (2), 233-9 (2002).

(8) JP.Jones et al.,Choline availability to the developing rat fetus alters adult hippocampal long-term potentiation. Brain Res Dev Brain Res. 1999 Dec 10 ; 118 (1-2): 159-67.

(9) R.Alfin-Slater,reported at the international Congress of Nutrition in Kyoto,Japan,1975.

(10) コーンシロップはトウモロコシのデンプンを酵素や酸で分解した糖液で、ブドウ糖の割合が果糖にくらべ高い。
ブドウ糖果糖液糖は、トウモロコシのデンプンを酵素で分解してできた糖液で、異性化糖ともいう。果糖の割合がブドウ糖にくらべ高い。

(11) KA. Wesnes et al, Breakfast reduces declines in attention and memory over the morning in schoolchildren, Appetite, 41, pp329-331 (2003).

(12) A. Lucas et al., Randomized trial of early diet in preterm babies and later intelligence quotient. BMJ. 1998 Nov28; 317 (7171): 1481-1487.

(13) AK. Borjel, T. Nilsson PLASMA HOMOCYSTEINE LEVELS, MTHFR POLYMORPHISMS 677C>T,1298A>C, 1793G>A, AND SCHOOL ACHIEVMENT IN A POPULATION SAMPLE OF SWEDISH CHILDREN, Haematologica Reports 1, no 3 (2005).

(14) MW. Louwman et al., Signs of impaired cognitive function in adolescents with marginal cobalamin status. Am J Clin Nutr. 2000 Sep; 72 (3): 762-9.

参考文献&脚注

第１章　子どもの脳は遺伝ではなく食べ物で決まる

（１）CDC.gov Exposome and Exposomics. https://www.cdc.gov/niosh/topics/exposome/
（２）言語性IQはおもに知識を問うもので、教育や環境の影響が大きいとされています。一方、非言語性IQは感覚的・空間的・創造的、イメージ的な能力であり、個人の能力をより正確にあらわすことが知られています。
（３）D.Benton and G.Roberts, Effect of vitamin and mineral supplementation on intelligence of school children, Lancet vol. 1 (8578), 140-143 (1988).
（４）LJ. Whalley et al., Cognitive aging, childhood intelligence, and the use of food supplements: possible involvement of n-3 fatty acids. Am J Clin Nutr.　2004 Dec; 80 (6) :1650-7.
（５）BR. Stitt, Food & Behavior, Natural connection.

第２章　子どもの脳にいい食べ物

（１）https://ja.wikipedia.org/wiki/%E8%84%B3%E5%8C%96%E6%8C%87%E6%95%B0#cite_note-RD-3　主な動物の脳化指数が掲載されています。
（２）脂質は、脂肪や油、コレステロールの総称です。脂質のうち室温で固体のものを脂肪、液体のものを油（または油脂）と呼びます。
（３）G.Winocur,C.E.Greenwood, High-fat diets impair conditional discrimination learning in rats, Psychobiology,December 1993, Volume 21, Issue 4, p 286–292.
（４）P.Willatts et al., Effect of long-chain polyunsaturated fatty acids in infant formula on problem solving at 10 months of age, Lancet 352, 688-691 (1998).
（５）IB.Helland et al., Maternal supplementation with very-long-chain n-3 fatty acids during pregnancy and lactation augments children's IQ at 4 years of age, Pediatrics vol. 111, 39-44 (2003).

【さ行】

【か行】

さくいん

※主要な該当ページ、節の初出のページのみ掲載

著者による主なライフサイエンス図書

1.「食べ物を変えれば脳が変わる」PHP新書
2.「よくわかる！ 脳にいい食、悪い食」PHP研究所
3.「青魚を食べれば病気にならない」PHP新書
4.「ビタミンCの大量摂取がカゼを防ぎ、ガンに効く」講談社プラスα新書
5.「脳にいいこと、悪いこと」SBサイエンス・アイ新書
6.「脳は食事でよみがえる」SBサイエンス・アイ新書
7.「よみがえる脳」SBサイエンス・アイ新書
8.「脳と心を支配する物質」SBサイエンス・アイ新書
9.「がんとDNAのひみつ」SBサイエンス・アイ新書
10.「がん治療の最前線」SBサイエンス・アイ新書
11.「ウイルスと感染のしくみ」SBサイエンス・アイ新書
12.「ビックリするほど遺伝子工学がわかる本」SBサイエンス・アイ新書
13.「とことんやさしいヒト遺伝子のしくみ」 SBサイエンス・アイ新書
14.「マンガでわかる自然治癒力のしくみ」SBサイエンス・アイ新書
15.「脳がめざめる食事」文春文庫
16.「砂糖をやめればうつにならない」 角川oneテーマ21
17.「ボケずに健康長寿を楽しむコツ60」 角川oneテーマ21
18.「日本人だけが信じる間違いだらけの健康常識」角川oneテーマ21
19.「うつに効く食べもの、食べ方、作り方」保健同人社

〈著者略歴〉
生田 哲（いくた・さとし）
1955年北海道・函館生まれ。東京薬科大学卒業。がん、糖尿病、遺伝子研究で有名なシティ・オブ・ホープ研究所、カリフォルニア大学ロサンゼルス校（UCLA）などの博士研究員を経てイリノイ工科大学助教授（化学科）。薬学博士。U遺伝子の構造やドラッグデザインをテーマに研究生活を送る。帰国後は、生化学、医学、薬学などライフサイエンスを中心とする執筆活動と講演活動、脳と教育、脳と栄養に関する研究とコンサルティングを行う。著書に『食べ物を変えれば脳が変わる』(PHP新書)、『脳と心を支配する物質』『よみがえる脳』（以上、サイエンス・アイ新書）、『砂糖をやめればうつにならない』（角川 one テーマ 21）など多数。

著者ホームページ
脳と栄養の教室　https://brainnutri.com/

装丁：井上新八

子どもの脳は食べ物で変わる

2019年4月15日　第1版第1刷発行

著　者　生田　哲
発行者　後藤淳一
発行所　株式会社ＰＨＰ研究所
東京本部　〒135-8137　江東区豊洲5-6-52
第四制作部人生教養課　☎03-3520-9614（編集）
普及部　☎03-3520-9630（販売）
京都本部　〒601-8411　京都市南区西九条北ノ内町11
PHP INTERFACE　https://www.php.co.jp/

組　版　アイムデザイン株式会社
印刷所
製本所　凸版印刷株式会社

ISBN978-4-569-84269-1